浙江省普通高校"十三五"第二批新形态教材

药剂学与生物药剂学实验指导

黄越燕　张　洁　主编

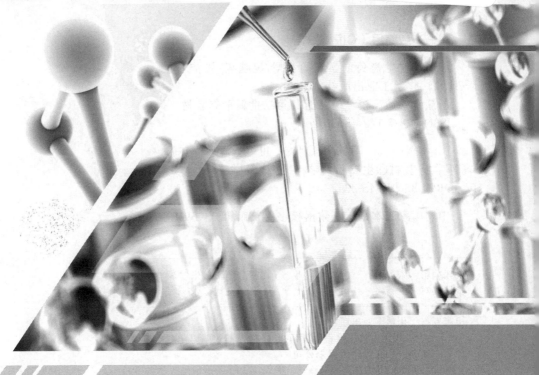

化学工业出版社

·北京·

内容简介

本书主要内容包括药剂学的基本要求、普通剂型的制备、药物新剂型的制备和生物药剂学的实验内容。本教材为新形态教材，通过扫描二维码，可观看标准操作教学视频、完成练习题、阅读拓展资料等。

本书适合药学院校本/专科学生（包括药学、药物制剂、临床药学、制药工程等专业）阅读，也可作为从事药物制剂开发与研究的科技人员的参考用书。

图书在版编目（CIP）数据

药剂学与生物药剂学实验指导/黄越燕, 张洁主编
. —北京：化学工业出版社，2024.4
浙江省普通高校"十三五"第二批新形态教材
ISBN 978-7-122-45030-2

Ⅰ．①药… Ⅱ．①黄… ②张… Ⅲ．①药剂学-实验
-高等学校-教材②生物药剂学-实验-高等学校-教材
Ⅳ．①R94-33②R945-33

中国国家版本馆 CIP 数据核字(2024) 第 039597 号

责任编辑：张 蕾　　　　　　　　文字编辑：朱雪蕊
责任校对：王鹏飞　　　　　　　　装帧设计：张 辉

出版发行：化学工业出版社
　　　　　（北京市东城区青年湖南街 13 号　邮政编码 100011）
印　　装：河北延风印务有限公司
710mm×1000mm　1/16　印张 9¼　字数 171 千字
2024 年 11 月北京第 1 版第 1 次印刷

购书咨询：010-64518888　　　　　售后服务：010-64518899
网　　址：http://www.cip.com.cn
凡购买本书，如有缺损质量问题，本社销售中心负责调换。

定　　价：49.80 元　　　　　　　　版权所有　违者必究

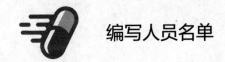

主　编　黄越燕　　张　洁

编　者（按姓氏笔画排序）

丁宝月　嘉兴学院医学院

计燕萍　嘉兴学院医学院

孙李丹　嘉兴学院医学院

沈春燕　嘉兴市食品药品与产品质量检验检测院

张　洁　嘉兴学院医学院

张桥宗　上海宇馨信息科技有限公司

张晓娟　嘉兴学院医学院

武　鑫　上海维洱生物医药科技有限公司

姜宁华　嘉兴市第二医院

黄越燕　嘉兴学院医学院

谢宝刚　嘉兴学院医学院

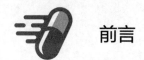

前言

　　药剂学是一门研究药物剂型和药物制剂的设计理论、处方工艺、生产技术、质量控制和合理应用等的综合性应用技术科学，是一门基于实践的应用性学科。通过实验教学培养学生的实践操作技能和科技创新精神，在药学专业本科教育中起着重要作用。

　　本教材是根据药学专业教学人才培养方案，结合近年来实验教学实践和改革经验而编写的，内容包括三章，第一章为药剂学实验基础知识，第二章为药剂学实验，第三章为生物药剂学与药物动力学实验。每个实验均由实验目的、实验原理、仪器与材料、实验内容、实验结果与讨论、思考题、知识拓展七个部分组成。本教材的主要编写特点如下。

　　（1）精炼实验内容，引入新方法和技术。删除陈旧的、不易开展的实验，精选可操作性强、实用性强的实验，使实验教学内容紧跟学科发展。各剂型质量检查项目等参照《药品生产质量管理规范》（2016 年修订）及《中华人民共和国药典》（2020 年版），权威可靠。

　　（2）配套操作视频，演示规范实验操作。对典型剂型和经典药物制剂，配备实验操作教学视频，指导学生规范操作。

　　（3）配套虚拟仿真软件。对耗时长、难度大、成本高的生物药剂学实验，配备原创开发的虚拟仿真教学软件，让学生不受时空和次数限制可在虚拟场景进行沉浸式操作训练，提高学生的学习兴趣和学习效果，并可与真实实验结合。

　　本教材可作为药学专业课程的配套实验教材，供高等院校的药学专业、制药工程专业学生使用，也可作为医院药剂科、研究机构、制药企业等单位从事药物制剂开发与研究的科技人员的参考用书。本教材的动画视频、虚拟仿真软件等素材得到上海馨正信息科技有限公司的技术支持。

　　本教材的编写受到嘉兴学院实践教学改革专项的支持。因编者水平有限且时间仓促，难免存在不足之处，本教材将在教学实践过程中边使用边完善，敬请读者提出宝贵意见。

编者

2024 年 1 月

目录

第一章　药剂学实验基础知识

第一节　药剂学实验学生守则

实验室是学生开展教学实验，提高实际动手能力和进行研究探索的重要训练场所，为保证实验的安全操作和顺利进行，提高学习效率，节约使用实验耗材及保持良好的实验环境，学生进行实验时必须遵守以下规则。

① 实验前，需要认真预习实验内容，明确实验目的和要求，理解实验原理，清楚实验方法、操作步骤及安全事项，对指导教师的提问有准备。课堂抽查或小测成绩计入总评。

② 提前10min到达实验室，不得无故迟到、早退或旷课，不得申请调课。若有特殊情况应事先征得指导教师的同意。进入实验室必须正确穿着实验服，衣着整洁，长发者需把头发扎起，不得穿拖鞋。

③ 实验中，遵从指导教师的安排和指导，保持肃静，可以进行讨论，但不得大声喧哗，不得交谈与实验无关的话题，不得玩手机，不得擅自离开实验操作岗位。

④ 严格遵守实验操作规程，认真规范操作，仔细观察现象，积极思考分析，忠实记录数据。原始记录应真实、完整并记录在实验记录本上，不得随意写在纸片上。发现任意篡改、伪造或抄袭数据的，将被取消本次实验成绩。

⑤ 实验分组进行时，小组成员应进行合理分工，科学安排时间。如实验失败或发生异常，应及时报告指导教师，分析原因，思考如何改正，是否重做应听从安排。注意安全，严防火灾、烧伤或中毒事故发生。

⑥ 养成良好的科研习惯，节约水、电、试剂及药品。公用试剂及药品应就地取用，不得拿走、移动；按照规定剂量取用药品，在拿取、称量和放回时都应进行核对，以免拿错或误拿；应避免出现错盖瓶盖、随手盖、滴管混用、药匙不洁等污染药品的行为。

⑦ 爱护仪器设备。使用仪器先应先熟悉性能和操作方法，用前检查，用后登记，保持仪器清洁；天平的称量应注意不得超过量程，注意挥发性、腐蚀性试剂的称量。损坏仪器必须及时报告并登记，根据破损原因酌情作出赔偿。实验器材、试

剂及成品，一律不得擅自带出室验室或另作他用。

⑧ 保持实验室内、台面整洁，不得乱扔垃圾，以免造成水槽堵塞、地面脏乱，废物、残渣、针头、玻璃碎片等应放在指定地点，剧毒或腐蚀性废液应倒入指定的废液桶，统一处理。

⑨ 实验完毕，应做好本组的台面清洁工作，洗净器皿，烘干入柜，整理试剂，擦拭台面与试剂架，清理水槽，锁闭柜门。值日生负责实验室的公共卫生，清理黑板、地面、门窗，倾倒垃圾，整理物品，检查水、电、门窗，经老师检查合格后方可离开。

⑩ 不得将食品、饮料等带入实验室，整个实验室区域禁止吸烟。不得做与实验研究无关的事情，未经允许不得将外人带进实验室。

⑪ 使用加热设备时，使用人员不得离开。如确需离开，应托他人照看或切断电源。熟悉紧急情况下的逃离路线和紧急应对措施，清楚急救箱、灭火器材、紧急洗眼装置和冲淋器的位置。铭记急救电话。

⑫ 实验后，按照要求及时完成实验报告，做到格式规范、内容真实、数据可靠，联系理论知识，认真分析问题，并在规定时间内交给指导教师批阅。

（计燕萍　张晓娟）

第二节　实验室安全规范

药学实验所用的药品和试剂，很多是具有易燃性、易爆性、毒性、腐蚀性的物质。实验中还经常使用水电和加热设备，稍有不慎，即可造成火灾、爆炸、触电、烧伤、中毒、割伤等安全事故，必须在思想上充分重视安全问题，严格遵守操作规程，加强安全措施，以避免和减少事故的发生。

一、实验室化学品的安全储存和使用

实验室一般不能存放过多的化学试剂和药品，尤其是沸点低，易挥发，对光、湿、热敏感，不稳定，毒性大的试剂。大量的危险品应储存在危险品仓库内，只有少量实验用的化学品可以暂存于实验室内。使用化学试剂应遵循"需要多少领取多少，安全管理和规范使用"的原则。

所有化学品的容器必须清晰标注标签，以标明内容及其潜在危险。易燃溶剂应存放在通风位置，远离热源及电源。挥发性和毒性物品需要特殊储存条件，未经允许不得在实验室储存剧毒药品。不稳定或易形成过氧化物的化学品需特别标记。不兼容的化学品应分开储存，以防相互作用产生有毒烟雾、火灾，甚至发生爆炸。腐蚀性液体容器的储存位置应尽可能低，并加垫收集盘，以防倾洒引起安全事故。

要了解和掌握所使用的化学试剂药品的理化性质，做到安全使用。使用易燃易爆试剂时，应避免明火，保持良好通风。使用化学试剂尽量在通风橱内进行，减少吸入。接触危险化学品时，要在教师的指导下使用，做好防护，戴护目镜和橡胶手套，提前做好解救措施。

二、实验室防火安全

① 实验室必须存放一定数量的消防器材，放置在便于取用的明显位置，指定专人管理，按照要求定期检查更换。严禁在楼内走廊上堆放物品，保证消防通道畅通。

② 实验室不得存放大量易燃物。室内一切易燃易爆物品，必须与火源、电源保持一定距离，不得随意堆放。所有钢瓶必须用装置固定，防止倾倒。

③ 尽量防止或减少易燃气体外逸，尾气出口不应近火，最好用橡皮管通往室外或插入水槽中的出水管内。在实验中添加或转移易燃有机溶剂时，要暂时熄灭火源。切勿用敞口容器存放、加热或蒸除有机溶剂。

④ 回流或蒸馏溶液时，不用明火直接加热，应根据沸点高低使用油浴、水浴或电热套。冷凝水要保持通畅。应放沸石，以防溶液因过热暴沸冲出。

三、实验室用电安全

① 实验室不得乱接乱拉电线，不得超负荷使用电插座，不得有裸露的电线头，严禁用金属丝代替保险丝。

② 大型仪器设备需使用独立插座。不得长期使用临时接线板。同一插线板上不得长期同时使用多种电器。

③ 未经批准、备案，实验室不得使用大功率用电设备，以免超出用电负荷。

④ 电气设备和线路、插头插座应经常检查，保持完好状态，发现可能引起火花、短路、发热和绝缘破损、老化等情况必须修理或更换。电加热器、电烤箱等设备应做到人走电断。

⑤ 节约用电。离开实验室前应关闭空调、照明灯具、计算机等。

四、实验室用水安全

实验室用水分为自来水、纯水及超纯水三类。在使用时应注意如下事项。

① 节约用水，按需求量取水。用毕切记关好水龙头。

② 根据实验所需水的质量要求选择合适的水。洗刷玻璃器皿应先使用自来水，最后用纯水冲洗；色谱、质谱及生物实验（包括缓冲液配制、微生物培养基制备、色谱及质谱流动相等）应选用超纯水。

③ 超纯水和纯水无需存储，随用随取。若长期不用，在重新取用之前，要打开取水开关，待水流出几分钟后再接用。

五、实验室安全事故应急处理和急救

1. 火灾的处理

一旦发生着火事故，应保持镇静，立即切断电源，迅速移开周围易燃物质，防止火势蔓延。然后根据易燃物的性质和火势设法扑灭。

① 烧杯、蒸发皿或容器中的液体着火时，如系小火，可用玻璃板、瓷板、石棉板或湿抹布覆盖，即可熄灭火焰。

② 如果地板或桌面着火，应用干燥细砂扑灭。

③ 如果油类或有机物着火，不可用水扑灭，要用砂或灭火器灭火，也可撒上干燥的碳酸氢钠粉末灭火。

④ 如果电器着火，应切断电源，然后用二氧化碳或四氯化碳灭火器灭火（注意：四氯化碳蒸气有毒，在空气不流通的地方使用有危险）。不能用水和泡沫灭火器对电器灭火。

⑤ 如果衣服着火，切勿奔跑，应立即在地上打滚，邻近工作人员可使用毛毡等盖在身上，使之隔绝空气而灭火。

注意：无论使用哪种灭火器材，都应从火的四周开始向中心扑灭，把灭火器的喷出口对准火焰的底部。

2. 灼伤的处理

皮肤接触了高温（热的物体、火焰、蒸气）、低温（干冰、液氮）和腐蚀性物质（强酸、强碱、溴等）都会造成灼伤。因此，实验时，要避免皮肤与上述物质接触，要穿实验服，戴橡胶手套和护目镜。

① 如果烧伤较严重（皮肤棕黑，面积较大），应先用无菌生理盐水冲洗，擦干伤口后，用消毒纱布敷贴伤处，立即送往医院治疗；如果为轻伤，涂以鞣酸油膏，或苦味酸药膏或含有硼酸的凡士林。

② 皮肤被酸灼伤，立即用大量水冲洗 10min，然后用饱和碳酸氢钠溶液洗涤，最后用水冲洗。严重时要消毒，拭干后涂烫伤油膏。

③ 皮肤被碱灼伤，立即用大量水冲洗 10min，再用 1%～2% 硼酸或 10% 乙酸洗涤，最后用水冲洗。严重时同酸灼伤处理。

④ 皮肤被溴或苯酚灼伤：立即用水冲洗，再用乙醇擦至无溴液或苯酚存在为止，再在伤处涂上甘油。

⑤ 若有化学药品或酸碱液溅入眼睛，应立即用洗眼器的水流冲洗眼睛和脸部，再迅速送往医院治疗。

⑥ 在紫外灯下观察实验结果时应注意防护眼部，避免灼伤。

3. 割伤的处理

在装配仪器时因用力过猛或装配不当，或玻璃折断面未烧圆滑，有棱角，易造成割伤。应当取出伤口中的玻璃或固体物，用蒸馏水洗后涂上汞溴红溶液，用绷带扎住或敷上创可贴。若伤口较大，则应先按住主血管以防止大量出血，立即去医院治疗。若有固体颗粒或碎玻璃进入眼睛，切记不要揉搓眼睛，应立即去医院进行诊治。

4. 中毒的处理

化学品大多具有不同程度的毒性，呼吸道或皮肤接触有毒药品，可能造成中毒。实验中应戴上防护面具，在通风柜处理有毒或腐蚀性物质，使用工具称量药品，不得用手直接接触药品。沾染过有毒物质的仪器和用具，在实验完毕应立即采取适当方法处理，并洗净双手。

① 若吸入有毒气体，应立即离开实验区域，到室外呼吸新鲜空气，严重者要立即进行急救。若吸入氯、氯化氢等气体，可立即吸入少量乙醇和乙醚的混合蒸气以解毒。

② 若有毒物质不慎入口，应该用大量水漱口，手动催吐，然后送往医院治疗。

5. 触电的处理

遇到触电事故，首先应切断电源，将触电者移至安全地带，然后检查伤情，必要时进行心肺复苏。对伤势较重者，立即送往医院医治，任何延误都可能使治疗变得更加复杂和困难。

（张晓娟）

第三节 实验报告要求

一、实验预习

为了能够使实验达到预期的效果，学生应在实验之前做好充分的预习和准备。

① 了解实验目的和要求，参考实验指导书，学习相关理论知识，领会实验原理，正确分析处方。

② 阅读实验内容，熟悉实验操作的具体步骤，分析每一步操作的意义和注意事项，掌握仪器和设备的正确使用方法，预先对实验操作进行合理安排。

③ 用自己的语言简明扼要撰写预习报告，切忌照抄书上的实验步骤。

实验预习认真与否，是实验成败的关键之一。不预习实验，不但影响实验效果，还存在安全隐患。

二、实验记录

实验中不仅要正规操作，仔细观察，积极思考，还应将实验中观察到的现象和原始数据及时记录下来。实验记录应实事求是，简明扼要，字迹清楚，记录完整，需使用专用的记录本。

实验记录中应特别注意实验操作的变更、称量的有效数字、观察指标的变化等，对实验的关键环节和最终结果可进行拍照留存。对于失败的实验结果，同样需要记录，不可回避。

三、实验报告

实验结束后，每位学生应进行归纳总结，对自己的实验结果进行独立和正确的处理，科学分析实验数据，解释实验现象，总结实验成败的经验教训。在此基础上，按照一定格式写出实验报告（表 1-1）。

表 1-1　实验报告格式

班级：_____　姓名：_____　学号：_____　同组学生姓名：_____ 日期：_____　温度：_____　湿度：_____
实验名称： 实验目的： 实验原理： 材料与仪器： 实验内容： 实验结果与讨论： 思考题：

实验原理：应简明扼要地说明实验依据理论，无需抄写实验指导书。

材料与仪器：应无遗漏地列出实验所用到的材料、试剂与仪器。

实验内容：应包括所有实验，重点介绍处方分析、制备方法、注意事项及质量检查。对实验中使用的重要仪器，可对其结构、操作及注意事项进行说明。

实验结果与讨论：包括对实验现象的观察、记录、分析和讨论，必要时绘制图表。

思考题：是对实验内容的必要衍生，应认真思考并回答，以加深对实验及相关理论的理解。

（黄越燕）

第二章 药剂学实验

实验一 溶液型液体制剂的制备

【实验目的】

① 掌握溶液型液体制剂的制备方法、特点和质量检查。

② 了解液体制剂中常用附加剂的用量及正确使用。

【实验原理】

液体制剂系指药物分散在适宜的分散介质中制成的可供内服或外用的液体形态的制剂。药物以分子状态分散在介质中形成均相的液体制剂，如低分子溶液剂、高分子溶液剂等；药物以微粒状态分散在介质中形成非均相液体制剂，如溶胶剂、乳剂、混悬剂等。

溶液型液体制剂分为高分子溶液剂和低分子溶液剂。低分子溶液剂，指小分子药物以分子或离子状态分散在溶剂中形成的均相的可供内服或外用的液体制剂，分散相小于1nm，包括溶液剂、芳香水剂、糖浆剂、甘油剂、酊剂、露剂等。高分子溶液剂，指高分子化合物溶解于溶剂中制成的均相液体制剂，分散相1~100nm。

制备溶液剂时，常需采用一些方法，如调节 pH（成盐）、增溶、助溶、潜溶等，以增加药物在溶剂中的溶解度；还可根据需要加入抗氧剂、矫味剂、着色剂等附加剂。

低分子溶液剂的制备方法主要有溶解法、稀释法、化学反应法，一般制备流程为：

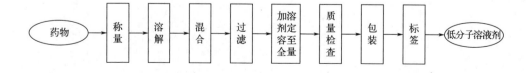

药物 → 称量 → 溶解 → 混合 → 过滤 → 加溶剂定容至全量 → 质量检查 → 包装 → 标签 → 低分子溶液剂

高分子溶液剂的制备流程与上述基本相同；但药物溶解时，首先要经过溶胀过程（宜采用分次撒布在水面，使之自然溶胀），然后搅拌或加热溶解。

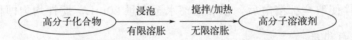

制备时的注意要点包括：①助溶剂、稳定剂等附加剂应先加入。②难溶性固体药物应先加入溶解，易溶性、液体药物及挥发性药物后加入。③通常取处方溶剂的 $1/2\sim3/4$ 用量来溶解药物，必要时可搅拌或加热，但受热不稳定的药物不宜加热。④酊剂等醇性制剂加入水性混合物时，速度宜慢，且应随加随搅拌。⑤胶体溶液处方中有电解质时，需用溶剂稀释后加入。如需过滤，所选用的滤材应与胶体溶液荷电性相适应。⑥以液滴计数的药物，使用标准滴管，20℃时 1mL 蒸馏水约为 20 滴，其误差在 $0.90\sim1.10g$。

成品应进行质量检查，包括外观、性状、配制量、pH、可见异物检查等。质量检测合格后采用洁净容器包装，贴上标签（内服药采用白底蓝字或白底黑字标签，外用药采用白底红字标签），注明用法用量。

【仪器与材料】

1. 仪器

封闭电炉、托盘天平、烧杯、量杯、量筒、漏斗、药匙、称量纸、滤纸、玻璃棒等。

2. 材料

碘、碘化钾、硼砂、碳酸氢钠、液化酚、甘油、胃蛋白酶、稀盐酸、单糖浆、羟甲基纤维素钠（CMC-Na）、5%尼泊金乙酯醇溶液、蒸馏水等。

5%尼泊金乙酯醇溶液：将 5g 尼泊金乙酯溶于适量乙醇中，加甘油 50g 混匀，再加入乙醇使成 100mL，搅匀，即得。

【实验内容】

一、复方碘溶液（鲁氏碘液）

1. 处方

R	碘	1.0g
	碘化钾	2.0g
	蒸馏水	加至 20mL

2. 制法

称取碘化钾 2.0g，加蒸馏水 2mL，配成浓溶液。称取碘 1.0g，加入碘化钾浓溶液中，搅拌使碘全部溶解后，添加蒸馏水至全量 20mL，搅拌均匀即得。

3. 用途与用法

本品可调节甲状腺功能，用于缺碘引起的疾病，如甲状腺肿、甲亢等的辅助治疗。本品有刺激性，内服不可直接接触口腔黏膜，每次 0.1～0.5mL，一般按滴给药，用水稀释 5～10 倍后服用。

4. 注解

① 碘在水中溶解度为 1:2950，碘化钾作助溶剂可与碘生成易溶于水的络合物 KI_3，并可使碘稳定不易挥发，减少其刺激性。

② 为使碘迅速溶解，宜将碘化钾配制成浓溶液（1:1）。须待碘全部溶解之后，方可加水稀释。

③ 碘具有腐蚀性、挥发性，应临用临称，应用玻璃器皿或硫酸纸称取，不宜使用普通称量纸，不要接触皮肤和黏膜。本品应贮存于密闭玻璃瓶塞瓶内，不得直接与木塞、橡胶塞及金属接触。

④ 成品为深棕色澄明液体，有碘臭。

二、复方硼酸钠溶液（朵贝尔液）

1. 处方

R	硼砂	1.5g
碳酸氢钠		1.5g
液化酚		0.3mL
甘油		2.5mL
蒸馏水		加至 100mL

2. 制法

称取硼砂 1.5g，溶于约 50mL 的热蒸馏水中，放冷至 40℃ 时加入碳酸氢钠溶解。

另取液化酚加入甘油中搅拌均匀，加入上述溶液中，随加随搅拌，待气泡停止后，过滤，自滤器上添加蒸馏水至全量 100mL，搅拌均匀即得。

成品可加入曙红钠染料 1 滴，搅拌均匀。

3. 用途与用法

本品为含漱剂，用于口腔炎、咽喉炎及扁桃体炎等。一次取少量（约 10mL）

加 5 倍的温开水稀释后含漱，一次含漱 5min 后吐出，一日 3～4 次。

4. 注解

① 硼砂易溶于热水，碳酸氢钠在 40℃ 以上易分解。因此采用热水溶解硼砂，放冷后再加入碳酸氢钠。液化酚先溶于甘油再加入水中，能使其均匀分布于溶液中。

② 硼砂、甘油、碳酸氢钠三者经化学反应生成的甘油硼酸钠，及处方中的液化酚，为本品的主药，均具有消毒杀菌作用。

$$Na_2B_4O_7 \cdot 10H_2O + 4C_3H_3(OH)_3 \longrightarrow 2C_3H_5(OH)NaBO_3 + 2C_3H_5(OH)HBO_3 + 13H_2O$$

$$C_3H_5(OH)HBO_3 + NaHCO_3 \longrightarrow CH_3H_5(OH)NaBO_3 + CO_2\uparrow + H_2O$$

③ 本品常用染料着色，以示外用，不可内服。

三、胃蛋白酶合剂

1. 处方

R　胃蛋白酶　　　　　　　　1.0g

　　稀盐酸　　　　　　　　　　1.0mL

　　单糖浆　　　　　　　　　　5.0mL

　　甘油　　　　　　　　　　　5.0mL

　　5％尼泊金乙酯醇溶液　　　0.5mL

　　蒸馏水　　　　　　　　加至 50mL

2. 制法

取稀盐酸 1.0mL 加入约 2/3 处方量的蒸馏水中稀释，将甘油加入混匀。

称取胃蛋白酶，分次撒在上述溶液的液面上，待其自然浸润溶胀，下沉，必要时可轻轻搅拌，使之溶解。将单糖浆加入，轻搅混匀。将 5％尼泊金乙酯醇溶液缓缓加入上述溶液中，加适量蒸馏水至全量，轻轻搅匀，即得。

3. 用途与用法

本品有助于消化蛋白质，适用于胃蛋白酶缺乏、机体功能不全导致的消化不良、萎缩性胃炎以及厌食等病症。宜在饭前或进食时服用。

4. 注解

① 胃蛋白酶的活性在 pH 1.5～2.5 时最强，稀盐酸可增加胃蛋白酶的活性，增加胃蛋白酶的消化能力。但含盐酸量若超过 0.5％时会破坏其活性。因此稀盐酸不能与胃蛋白酶直接接触，应先用适量水稀释。

② 胃蛋白酶极易吸潮，宜临用临称，称取操作应迅速。胃蛋白酶的消化活力应为1:3000，即每克胃蛋白酶至少能使3000g凝固蛋白完全消化，若使用其他规格，则其用量应按处方量折算。处方中的甘油具有保持胃蛋白酶活力和矫味的作用。

③ 胃蛋白酶为高分子物质，需分次撒在液面上，待其溶胀后再缓缓搅匀，不可将水加入胃蛋白酶中，以免黏结成团块，难以溶解。

④ 胃蛋白酶遇热不稳定，会凝固变性，制备时不得加热，亦不得用热水送服。

⑤ 强力搅拌与过滤，均可影响本品的活性及稳定性，胃蛋白酶带正电荷，滤纸或棉花带负电荷，滤过时胃蛋白酶因电荷中和而析出，因此本品一般不宜过滤。

确有必要时，需使相同浓度的稀盐酸润湿滤纸或棉花，以饱和滤材表面电荷，消除对胃蛋白酶的影响，方可过滤。

⑥ 成品为微黄色胶体溶液，味酸甜。

四、羧甲基纤维素钠胶浆剂

1. 处方

R　羧甲基纤维素钠　　　　　　　1.0g
　　甘油　　　　　　　　　　　　12.0mL
　　5%尼泊金乙酯醇溶液　　　　　0.5mL
　　蒸馏水　　　　　　　　　　　加至40mL

2. 制法

取羧甲基纤维素钠分次均匀撒在20mL热蒸馏水水面上，令其自然溶胀，轻加搅拌使之溶解，然后加入甘油、5%尼泊金乙酯醇溶液搅匀，最后添加蒸馏水至全量，搅拌均匀，即得。

3. 用途与用法

本身并无治疗作用，但有一定黏稠性及保护作用。在药剂生产中常用作黏合剂、助悬剂等附加剂。

4. 注解

① 羧甲基纤维素钠为白色纤维状粉末或颗粒，在冷、热水中均能溶解，但在冷水中溶解缓慢，不溶于一般有机溶剂。

② 羧甲基纤维素钠遇阳离子型药物及碱土金属、重金属盐能发生沉淀，因此不能使用季铵盐类和汞类防腐剂。

③ 甘油为润湿剂，能促进CMC-Na溶胀过程并提高体系分散稳定性。

【实验结果与讨论】

描述制备的各种成品的外观性状，测定 pH。

【思考题】

① 复方碘溶液中碘有刺激性，口服时应作何处理？

② 简述影响胃蛋白酶活力的因素及预防措施。

③ 简述亲水胶体的溶胀过程。

④ 配制亲水胶体的时候应注意什么？

【知识拓展】

二维码 1-1	二维码 1-2	二维码 1-3	二维码 1-4
（溶液剂制备操作 技能考核点）	（教学视频 1.1 复方碘溶液）	（教学视频 1.2 复方硼酸钠溶液）	（教学视频 1.3 胃蛋白酶合剂）

（黄越燕）

实验二　混悬剂的制备与稳定剂的选用

【实验目的】

① 掌握混悬剂的一般制备方法。

② 掌握混悬剂质量评价方法。

③ 熟悉混悬剂的稳定剂的选用原则和方法。

【实验原理】

混悬剂是指难溶性固体药物以微粒状态分散于分散介质中形成的非均匀的液体制剂。微粒大多在 $0.5\sim10\mu m$ 之间，分散度大，表面自由能高，容易聚集，属于热力学不稳定的粗分散体系；因重力作用易沉降，属于动力学不稳定体系。

混悬剂应具备一定的质量要求：微粒细腻、分散均匀，沉降缓慢；沉降后微粒不结块，稍加振摇能迅速均匀分散；微粒大小应符合其用途，液体的黏度应符合要求，易于倾倒且分剂量准确；外用混悬液容易涂布于患处，不易流失。混悬剂成品包装标签上应注明"用前摇匀"。为安全起见，毒剧药物不应制成混悬剂。

混悬剂不稳定性的最主要因素是微粒的沉降，其沉降速度符合斯托克斯（Stokes）定律：

$$v = \frac{2r^2(\rho_1 - \rho_2)g}{9\eta}$$

式中，v 为沉降速度；r 为微粒半径；ρ_1、ρ_2 分别为微粒和分散介质的密度；g 为重力加速度；η 为分散介质的黏度。可见，微粒沉降速度与微粒半径平方、微粒与分散介质的密度差成正比，与分散介质的黏度成反比。

因此欲制备稳定的混悬剂，应将先将药物粉碎，减小微粒半径；并加入助悬剂（如天然胶类、纤维素类、糖浆等）以增加液体黏度，助悬剂也减小了微粒与液体之间的密度差。以上措施可降低混悬微粒的沉降速度。此外，还可加入润湿剂、絮凝剂与反絮凝剂等稳定剂，来增加混悬剂的稳定性。表面活性剂可作为润湿剂，使疏水性药物被水润湿，克服微粒由于吸附空气而漂浮的现象。絮凝剂带有与微粒表面所带电荷相反的电解质，使微粒 ξ 电位降低到一定程度，微粒发生部分絮凝，微粒总表面积 ΔA 减小，表面自由能 ΔG 下降，混悬液稳定性增加，而且絮凝形成的网状疏松聚集体使沉降物体积增大，振摇时容易再分散。反絮凝剂则带有与微粒表面电荷相同的电解质，使微粒 ξ 电位增加，同性电荷相斥减少了微粒聚结，使得沉降物体积减小，混悬液流动性增加，易于倾倒和分布。

混悬剂的制备方法有分散法和凝聚法。

（1）分散法　是最常用的方法，其一般流程为：

药物称量→粉碎→润湿→分散→助悬、絮凝→质量检查→分装→贴签。

制备时应注意：①亲水性药物，可先研磨至一定细度，再加液研磨；加液研磨时，药物与液体比例为 1:(0.4～0.6) 为宜；对质重、硬度大的药物宜采用水飞法；遇水膨胀的药物不宜加液研磨。②疏水性药物，应先与润湿剂研匀，再加液研磨或稀释。

（2）凝聚法　是将分子或离子状态的药物借助物理或化学方法在分散介质中凝聚成新相的方法。物理凝聚采用溶解-析晶的方式快速析出结晶，制成符合要求的微粒，再分散于适宜介质中。化学凝聚是采用化学反应生成新药物微粒的方法。

混悬剂的质量评价包括微粒大小的测定、沉降容积比、絮凝度、重新分散试验和流变学测定等。微粒大小及其分布直接关系到混悬剂的质量、稳定性、药效、生物利用度，是评定其质量的重要指标；沉降容积比、流变学测定和絮凝度可评价混悬剂稳定性；重新分散试验可评价其均匀性和剂量准确性。

【仪器与材料】

1. 仪器

封闭电炉、托盘天平、乳钵、具塞量筒、量杯、量筒、烧杯、漏斗、药匙、称量纸、滤纸、玻璃棒等。

2. 材料

炉甘石、氧化锌、液化酚、甘油、西黄蓍胶、羧甲基纤维素钠、聚山梨酯80、三氯化铝、枸橼酸钠、磺胺嘧啶、氢氧化钠、5%尼泊金乙酯醇溶液、单糖浆、枸橼酸、沉降硫、硫酸锌、樟脑醑、甘油、蒸馏水、乙醇等。

樟脑醑：取樟脑10g加80mL乙醇中溶解后滤过，添加乙醇至全量100mL，搅匀即得。

单糖浆：蒸馏水50mL煮沸，加入蔗糖85g搅拌溶解后，加热至100℃，趁热用脱脂棉过滤，自滤器上添加热蒸馏水洗涤滤器和脱脂棉，并入滤液，冷却至室温，加水稀释至全量100mL，混匀即得。

5%尼泊金乙酯醇溶液：将5g尼泊金乙酯溶于适量乙醇中，加甘油50g混匀，再加入乙醇使成100mL，搅匀，即得。

【实验内容】

一、炉甘石洗剂

1. 处方（表2-1）

表2-1 炉甘石洗剂的不同处方组成

处方号	1	2	3	4	5	6
炉甘石(120目)/g	5.0	5.0	5.0	5.0	5.0	5.0
氧化锌(120目)/g	2.5	2.5	2.5	2.5	2.5	2.5
液化酚/g	0.25	0.25	0.25	0.25	0.25	0.25
甘油/mL	2.5	2.5	2.5	2.5	2.5	2.5
西黄蓍胶/g	0.25					
羧甲基纤维素钠/g		0.25				
聚山梨酯80/g			1.0			
三氯化铝/g				0.06		
枸橼酸钠/g					0.25	
蒸馏水(加至)/mL	50.0	50.0	50.0	50.0	50.0	50.0

2. 制法

（1）各处方稳定剂溶液的制备

处方 1：1.25％西黄蓍胶浆，称取 0.25g 西黄蓍胶置于乳钵中，加数滴乙醇润湿均匀，加蒸馏水 20mL，研磨成胶浆。

处方 2：1.25％羧甲基纤维素钠胶浆，称取 0.25g 羧甲基纤维素钠，加 20mL 蒸馏水溶胀，加热溶解成胶浆。

处方 3：10％聚山梨酯溶液，称取 1.0g 聚山梨酯 80，加蒸馏水稀释至 10mL，搅匀备用。

处方 4：0.6％三氯化铝溶液，称取 0.06g 三氯化铝，加蒸馏水溶解至 10mL，搅匀备用。

处方 5：2.5％枸橼酸钠溶液，称取 0.25g 枸橼酸钠，加蒸馏水溶解至 10mL，搅匀备用。

（2）炉甘石洗剂的制备　称取已过 120 目筛的炉甘石、氧化锌，置于乳钵中，研磨混匀。按照处方号分别加入稳定剂溶液（6 号处方加入 10mL 蒸馏水）进行加液研磨至呈细糊状，依次加入液化酚、甘油研匀，分别转移至相同规格的具塞量筒中，用少量蒸馏水分次荡洗乳钵，合并加入量筒中，最后加蒸馏水至全量，加塞，翻转数次混匀，即得 1～6 号炉甘石洗剂样品。

（3）沉降容积比的测定　将上述装有 6 个混悬剂样品的具塞量筒，同时用力振摇 2min 后放置，分别记录 5～120min 各管沉降物的高度。以最初总高度为 H_0，放置后的沉降物高度为 H，按照公式 $F=H/H_0$ 计算各个时间的沉降容积比 F。并以沉降容积比 F 为纵坐标，时间 t 为横坐标，绘制各个处方的沉降曲线。

（4）重新分散试验　上述测定结束后，将各个处方的具塞量筒分别倒置翻转（±180°为 1 次），观察各个量筒底部沉降物若全部均匀分散需要翻转几次。记录各个处方管底沉降物分散完全的翻转次数。

3. 用途与用法

本品具有轻度收敛止痒作用。用于各种皮肤炎症如亚急性皮炎、急性湿疹等。局部涂搽。

4. 注解

① 炉甘石、氧化锌不溶于水，但具有一定亲水性，可以被水润湿，制备混悬液时，应先加适量分散溶剂或稳定剂溶液研磨成细腻糊状，使粉末被水分散，从而阻止微粒聚集，振摇时易悬浮。若配制不当或助悬剂使用不当，不易保持良好的悬浮状态，涂用时有沙砾感。

② 处方中的甘油有润湿作用，与药物粉末研磨时，使其在水中分散，防止微粒聚集，振摇时易悬浮，使用时有利于药粉滞留在皮肤上。处方中的西黄蓍胶、羧

甲基纤维素钠，均为助悬剂，能够增加分散介质的黏度，延缓沉降，还能形成水化膜包裹微粒，防止聚集。

③ 炉甘石和氧化锌微粒在水中均带负电荷，加入带相反电荷的絮凝剂（三氯化铝），可降低粒子ζ电位，使微粒形成疏松聚集体，防止沉淀结块，容易再分散；若加入相同电荷的反絮凝剂（枸橼酸钠），可增加粒子的ζ电位，防止聚集，增加混悬液的流动性，使之易于倾倒。

④ 各处方制备时应注意同法操作，研磨时间及研磨力度应尽可能一致。

⑤ 沉降容积比测定时，应选用相同规格及粗细的具塞量筒，根据刻度进行读数，记录高度的单位为"mL"。

⑥ 转移至量筒时，注意分次荡洗，转移完全，不要泄漏或遗留，以免影响测定结果。

⑦ 再分散翻转实验时，各管翻转力度保持一致，不要用力过大，切勿横向振摇。

⑧ 本品为淡红色混悬液。

二、磺胺嘧啶合剂

1. 处方

R	磺胺嘧啶	5.0g
	氢氧化钠	0.8g
	单糖浆	20.0mL
	5%尼泊金乙酯醇溶液	1.0mL
	枸橼酸	1.4g
	枸橼酸钠	3.25g
	蒸馏水	加至100mL

2. 制法

称取氢氧化钠分次加入约25mL热水中，搅拌溶解。将磺胺嘧啶加入氢氧化钠溶液中，边加边搅拌，使之溶解，搅匀，得甲液，置于适宜量杯中。

另将枸橼酸钠、枸橼酸加入10mL蒸馏水中溶解，缓缓加入甲液中，急速搅拌，析出细微的磺胺嘧啶沉淀，加入单糖浆搅匀，缓缓滴加5%尼泊金乙酯醇溶液，搅匀，加蒸馏水至全量100mL，搅匀即得。

3. 用途与用法

本品具有抑制细菌生长繁殖的作用，适用于治疗脑膜炎球菌、肺炎球菌、溶血性链球菌及淋球菌等所致的疾病。

4．注解

① 磺胺类药物难溶于水，可溶于碱液形成盐。其钠盐水溶液不稳定，易吸收 CO_2 析出沉淀，易受光线和金属离子催化变色，且碱性太强，因此一般不制成钠盐的溶液剂供内服。

② 本品采用化学凝聚法制备，用酸调节磺胺钠盐溶液时，析出磺胺微晶，直接配成混悬液，其微晶直径＜$10\mu m$（是原粉的 1/5～1/4），稳定性好，沉降缓慢，能够克服用一般分散法制备时易出现的分层、粘瓶、不易分散、吸收差等缺点。

③ 处方中的枸橼酸钠有碱化尿液的作用，以避免磺胺嘧啶在体内代谢后在酸性尿液中析出结晶，单糖浆作为矫味剂，兼有助悬增稠的作用。

④ 成品为白色混悬液，应密闭避光保存。

三、复方硫黄洗剂

1．处方

R	沉降硫	1.5g
	硫酸锌	1.5g
	樟脑醑	12.5mL
	甘油	5.0mL
	蒸馏水	加至 50mL

2．制法

称取硫酸锌，溶于 10mL 蒸馏水中，过滤，取滤液备用。

称取已过 120 目筛的沉降硫，置于乳钵中研细，加入甘油研磨均匀。将硫酸锌溶液加入，继续研磨成稀糊状。量取樟脑醑，以细流状缓缓加入乳钵，边加边急速研磨至混匀。上述液体转移至量杯，以少量蒸馏水分次荡洗乳钵，合并洗涤液加入量杯中，添加蒸馏水至全量，搅匀即得。

3．用途与用法

本品具有保护皮肤、抑制皮脂分泌、杀菌、收敛的作用，适用于治疗痤疮、疥疮及皮脂溢出等症。外用。

4．注解

① 硫黄（沉降硫）具有杀菌、收敛、抑制皮脂分泌的作用，硫酸锌对痤疮有一定疗效，樟脑具有活血止痒的作用，此三者为主药。樟脑醑中的乙醇，对硫具有润湿作用。甘油为润湿剂，兼有助悬作用。亦可选择甲基纤维素作助悬剂用。

② 医药用硫黄根据加工方法可分为精制硫、沉降硫、升华硫。其中沉降硫的

颗粒最细，故本品选用沉降硫。

③ 硫黄为强疏水性药物，不易被水润湿，微粒表面吸附空气，可先用润湿剂（甘油）与硫充分研磨，使其吸附于微粒表面，增加亲水性，再与其他成分混合，有利于硫黄的分散。本品亦可用 5% 苯扎溴铵代替甘油作润湿剂。本品禁用软肥皂作润湿剂，因其与硫酸锌生成不溶性的二价锌皂。本品亦可采用 1% 甲基纤维素作混悬剂。

④ 应使用干燥量器量取樟脑醑，以细流状缓缓加入水性混合液中，并急速研磨，防止樟脑因溶剂骤然改变而析出较大的结晶颗粒，影响稳定性。

⑤ 本品为黄色混悬液体，有硫黄、樟脑的特臭。

【实验结果与讨论】

① 记录各制剂产品的外观性状。

比较亲水性药物、疏水性药物制备混悬剂的外观性状。

比较分散法、凝聚法制备混悬剂的外观性状。

② 不同稳定剂对炉甘石洗剂稳定效果的比较。

将炉甘石洗剂的各个处方实验结果记录于表 2-2。以沉降容积比 $F = H/H_0$ 为纵坐标，时间为横坐标，绘制炉甘石洗剂各个处方的沉降曲线。沉降实验结束后，对具塞量筒进行再翻转，记录各个处方的沉降物再分散次数，记录于表 2-2 中。

根据沉降曲线和再分散次数，比较炉甘石洗剂不同处方的优劣，分析各稳定剂的作用。

表 2-2　炉甘石洗剂的沉降容积比及再分散次数

时间 /min	处方号											
	1		2		3		4		5		6	
	H	F	H	F	H	F	H	F	H	F	H	F
0												
5												
10												
20												
30												
60												
90												
120												
沉降物再分散翻转次数												

【思考题】

① 炉甘石洗剂与复方硫黄洗剂在制备上最大的不同是什么？为什么？

② 混悬剂的稳定性与哪些因素有关？

③ 优良的混悬剂应达到哪些质量要求？

【知识拓展】

二维码 2-1　　二维码 2-2　　二维码 2-3　　二维码 2-4

（混悬剂制备操作　（教学视频 2.1　（教学视频 2.2　（教学视频 2.3

技能考核点）　　炉甘石洗剂）　磺胺嘧啶合剂）　复方硫黄洗剂）

（黄越燕）

实验三　乳剂的制备及乳剂类型的鉴别

【实验目的】

① 掌握乳剂的一般制备方法。

② 掌握乳剂类型的常用鉴别方法。

③ 熟悉测定油乳化所需 HLB 值的方法。

【实验原理】

乳剂是指互不相溶的两种液体混合，其中一相液体以液滴状态分散于另一相液体中形成的非均匀相液体分散体系，亦称为乳浊液。形成液滴的液体称为分散相、内相或非连续相，另一相液体称为分散介质、外相或连续相。乳剂可供口服、外用及注射给药。

乳剂由水相（W）、油相（O）和乳化剂组成。乳剂的类型主要分为水包油（O/W）型和油包水（W/O）型。乳剂的分散相粒径一般在 $0.1 \sim 100 \mu m$，由于表面积大，表面自由能较高，属于动力学及热力学均不稳定体系，制备时需要加入乳化剂以降低油水界面张力，并通过一定机械力作用进行分散。乳剂的类型主要取决于乳化剂的种类、性质及两相体积比。通常采用稀释法和染色法鉴别乳剂类型。

常用的乳化剂有各种表面活性剂、阿拉伯胶、西黄蓍胶等。其稳定机理可能是在分散液滴表面形成单分子膜、多分子膜、固体粉末膜等界面膜，降低界面张力。

乳剂的制备方法包括：油中乳化剂法（干胶法）、水中乳化剂法（湿胶法）、新生皂法、机械法等。根据制备量和乳滴大小的要求选择设备。小量制备乳剂时，可采用乳钵研磨或在瓶中振摇制得；大量生产乳剂时，可采用搅拌器、乳匀机、胶体磨等器械来制得。

一般根据处方中的油相乳化所需的最佳亲水亲油平衡（HLB）值来选择合适的乳化剂，制得的乳剂才比较稳定。若单一乳化剂的 HLB 值不能恰好满足被乳化的油相所需 HLB 值，可将两种或两种以上的乳化剂混合使用，以获得最适合的 HLB 值。混合乳化剂的 HLB 值可按以下公式计算：

$$HLB_{混合} = \frac{HLB_1 \times W_1 + HLB_2 \times W_2 + \cdots + HLB_n \times W_n}{W_1 + W_2 + \cdots + W_n}$$

式中，$HLB_{混合}$ 为混合乳化剂的 HLB 值；HLB_1、HLB_2、HLB_n 分别为各种已知单个乳化剂的 HLB 值；W_1、W_2、W_n 为各个乳化剂的质量或质量分数。常用乳化剂 HLB 值 3～8 为 W/O 型乳化剂，HLB 值 8～16 为 O/W 型乳化剂。

本实验采用不同 HLB 值的混合乳化剂用于制备一系列乳剂，并在室温条件或加速实验条件（如离心）观察制成乳剂的乳析速度，以确定稳定性最佳的乳剂所用的乳化剂即为该油相乳化所需的 HLB 值。

乳剂稳定性考察重点包括性状、分层现象、乳滴粒径、乳滴合并速度、稳定常数等。

【仪器与材料】

1. 仪器

乳钵、托盘天平、组织捣碎机、具塞量筒、光学显微镜、具塞试管、量筒、载玻片、盖玻片、玻璃棒、滴管、药匙、称量纸等。

2. 材料

液状石蜡、植物油、氢氧化钙溶液、阿拉伯胶、西黄蓍胶、蒸馏水、5%尼泊金乙酯醇溶液、苏丹红溶液、亚甲蓝溶液、聚山梨酯 80、司盘 80 等。

5%尼泊金乙酯醇溶液：将 5g 尼泊金乙酯溶于适量乙醇中，加甘油 50g 混匀，再加入乙醇使成 100mL，搅匀，即得。

苏丹红溶液：将 0.02g 苏丹红溶于 60mL 无水乙醇中，使其完全溶解后加水稀释至 100mL，混匀即得。

亚甲蓝溶液：将 5g 亚甲蓝溶解于 100mL 蒸馏水中，使其完全溶解制得。

氢氧化钙溶液：取氢氧化钙 3g，置于玻璃瓶内，加入蒸馏水 1000mL，密闭摇匀，时时剧烈振摇，放置 1h 即得。取上层澄明溶液使用。本品需新鲜配制，露置空气中，即吸收 CO_2，生成 $CaCO_3$ 浮于上面。

【实验内容】

一、液状石蜡乳

1. 处方

R　液状石蜡　　　　　　　　12mL
　　阿拉伯胶　　　　　　　　4.0g
　　西黄蓍胶　　　　　　　　0.2g
　　5%尼泊金乙酯醇溶液　　　0.1mL
　　蒸馏水　　　　　　　　　加至 30mL

2. 制法

(1) 干胶法　称取 4.0g 阿拉伯胶粉与 0.2g 西黄蓍胶粉，共置干燥乳钵中，加入液状石蜡稍加研磨，使胶粉分散。一次性加蒸馏水 8mL，迅速研磨制成稠厚状白色乳状液，即成初乳。

将初乳转移至量杯中，用少量蒸馏水分次洗涤乳钵，合并加入量杯中，在搅拌下滴加 5%尼泊金乙酯醇溶液，最后加入蒸馏水至全量，搅匀即得。

(2) 湿胶法　取 8mL 蒸馏水置于乳钵中，取 4.0g 阿拉伯胶粉与 0.2g 西黄蓍胶粉，分次撒在水面上，待其自然溶胀后研匀，配成胶浆，作为水相。再取 12mL 液状石蜡分次加入水相中，边加边研磨，制成稠厚状白色乳状液，即成初乳。

将初乳转移至量杯中，用少量蒸馏水分次洗涤乳钵，合并加入量杯中，在搅拌下滴加 5%尼泊金乙酯醇溶液，最后加入蒸馏水至全量，搅匀即得。

3. 用途与用法

本品为轻泻剂，用于治疗便秘，特别适用于高血压、动脉瘤及手术后便秘的患者，可以减轻排便用力的痛苦。口服每次 10～30mL，睡前服用。

4. 注解

① 处方中阿拉伯胶为 O/W 型乳化剂，西黄蓍胶为稳定剂、辅助乳化剂，两者合用时，乳化能力增强，且黏性增强。

② 应用液状石蜡制备初乳时，所用油、水、胶的比例为 3∶2∶1。干胶法制备初乳时，所需之水必须一次性加入。

③ 乳钵表面应干燥粗糙。制备初乳时，应始终沿着同一方向，用力均匀，迅速研磨不停歇，直至初乳生成。必须待初乳形成之后，方可加水稀释。

④ 初乳形成的标志，是从透明的水相油相混合物变成稠厚状白色乳状液体，并在研磨时发出特别的"噼啪"声。

⑤ 液状石蜡系矿物油，在肠中不吸收、不消化，对肠壁及粪便起润滑作用，能抑制肠内水分的吸收，因此可促进排便，为润滑性轻泻剂。

二、石灰搽剂

1. 处方

R　氢氧化钙溶液　　　　　　10mL

　　植物油　　　　　　　　　10mL

2. 制法

分别量取植物油与氢氧化钙溶液各 10mL，置于干燥洁净广口瓶中，加盖后用力振摇至乳剂形成。

3. 用途与用法

本品具有收敛、保护、润滑、止痛等作用，用于治疗轻度烫伤。外用。

4. 注解

① 石灰搽剂是采用新生皂法制备的乳剂。氢氧化钙溶液与植物油中所含的少量游离脂肪酸发生皂化反应，生成的钙皂为 W/O 型乳化剂。植物油可选用麻油、花生油、豆油等，均含有少量游离脂肪酸。

② 石灰搽剂中的钙能使毛细血管收缩，抑制烧伤后的体液外渗，还可中和酸性渗出液，减少刺激；植物油对创面有滋润和保护的作用。

③ 量取植物油时，应使用干燥量筒。容器应为洁净的。

三、口服乳剂的质量考察

按照《中国药典》2020 版四部通则 0123 口服乳剂项下规定进行。

将上述制得的液状石蜡乳置于 10mL 离心管中，以 4000r/min 离心 15min，进行观察。不应有分层现象。口服乳剂外观应呈均匀的乳白色。乳剂可能会出现相分离的现象，但经振摇应易再分散。

四、乳剂类型的鉴别

1. 稀释法

取试管 2 支，分别加入液状石蜡乳及石灰搽剂各约 1mL，再分别加入蒸馏水约 5mL，振摇或翻倒数次，观察乳剂与水混合的情况，判断乳剂类型。

判断依据：能够与水均匀混合，可被水稀释的为 O/W 型乳剂；反之为 W/O 型乳剂。

2. 染色法

用玻璃棒蘸取液状石蜡乳或石灰搽剂少许，分别涂在洁净载玻片上，分别滴加水溶性染料亚甲蓝溶液或油溶性染料苏丹红溶液 1 滴进行染色，盖上盖玻片，在显微镜下观察染色情况。

判断依据：乳滴外相被亚甲蓝染为蓝色的，或乳滴内相被苏丹红染为红色的，该乳剂为 O/W 型乳剂。反之，乳滴外相被苏丹红染为红色的，或乳滴内相被亚甲蓝染为蓝色的，该乳剂为 W/O 型乳剂。

此外，通过染色镜检，还可观察比较不同制备方法制得乳剂的乳滴大小及均匀程度。

注意：① 镜检时要注意区分乳滴和气泡；② 规范操作，注意乳剂样品不要污染镜头。

五、油乳化所需 HLB 值的测定

1. 方法

用聚山梨酯 80（HLB＝15.0）及司盘 80（HLB＝4.3），混合配成 HLB 为 5.0、6.0、7.5、9.5、12.0、14.0 六种混合乳化剂各 5g，计算单个乳化剂的用量，填入表 3-1。

表 3-1　混合乳化剂复配表

乳化剂	混合乳化剂 HLB 值					
	5.0	6.0	7.5	9.5	12.0	14.0
聚山梨酯 80						
司盘 80						

取 6 支干燥具塞试管，各加入 5.0mL 液状石蜡，再分别加入上述不同 HLB 值的混合乳化剂 0.5mL，剧烈振摇 10s，再加入蒸馏水至 10mL，剧烈振摇 3min，即得乳剂。

制得的乳剂放置于试管架上，开始计时，在放置 5min、10min、30min、45min 后，分别观察并记录各试管中乳剂分层后上层的体积（H_u）。

乳剂初始体积为 H_0（＝10mL），以沉降容积比 H_u/H_0 对时间 t 作图。分层速度最慢者为最稳定的乳剂，该乳化剂的 HLB 值即为液体石蜡所需的最佳

HLB 值。

2. 注解

① 6 支具塞试管在手中振摇时，振摇的时间和强度应保持一致。

② 乳剂分层初始时会在试管底部出现水层，注意 H_u 为乳剂分层后上层乳剂的体积。

【实验结果与讨论】

1. 口服乳剂的分层现象观察

记录液状石蜡乳经离心后的现象。

2. 乳剂类型鉴别

记录液状石蜡乳、石灰搽剂的乳剂类型鉴别结果。绘制显微镜下乳剂的形态图。

比较干胶法与湿胶法制备的液状石蜡乳在显微镜下的乳滴状态，分析制备方法的优劣。

3. 油乳化所需 HLB 值的测定

将沉降容积比填入表 3-2，并以 H_u/H_0 对时间 t 作图，选择最适合液状石蜡乳化的乳化剂 HLB 值。

表 3-2　各乳剂分层后沉降容积比（H_u/H_0）

放置时间/min	混合乳化剂 HLB 值					
	5.0	6.0	7.5	9.5	12.0	14.0
5						
10						
30						
60						

【思考题】

① 干胶法与湿胶法的特点是什么？

② 影响乳剂稳定性的因素有哪些？

③ 如何判断乳剂的类型？

④ 乳化剂有哪几类？制备乳剂时如何选择乳化剂？

【知识拓展】

二维码 3-1
（乳剂的制备操作
技能考核点）

二维码 3-2
［教学视频 3.1
液状石蜡乳
（干胶法）］

二维码 3-3
［教学视频 3.2
液状石蜡乳
（湿胶法）］

二维码 3-4
（教学视频 3.3
石灰搽剂）

二维码 3-5
（教学视频 3.4
乳剂类型
的鉴别）

二维码 3-6
（乳剂稳定性的
测定方法）

二维码 3-7
（高压乳匀机
简介）

（黄越燕）

实验四　注射剂的制备与质量评价

【实验目的】

① 掌握注射剂（水针）的制备方法和工艺。

② 熟悉影响易氧化药物稳定性的因素和提高药物稳定性的措施。

③ 熟悉注射剂成品的质量检查方法。

【实验原理】

注射剂系将原料药物或与适宜的辅料制成的供注入体内的无菌溶液、乳状液和混悬液以及供临用前配制成溶液或混悬液的无菌粉末。其特点在于：起效迅速、剂量准确，适用于抢救危重患者；适于不宜口服的药物及不能口服给药的患者；可定位给药。

注射剂的质量要求为：无菌、无热原、无可见异物；使用安全、无毒、无刺激性，pH 一般控制在 4～9；装量、渗透压和药物含量合格，在贮存期内稳定有效。

生产注射剂的厂房、设施、原辅料、容器、工艺过程等必须严格遵守《药品生产质量管理规范》（GMP）的各项规定，严格遵守操作规程，严格控制产品质量。

　　注射剂的制备过程包括原辅料和容器的前处理、称量、配液、过滤、灌封、灭菌、质量检查、包装等步骤。注射剂的配液方法包括浓配法和稀配法。注射液经过初滤、精滤后，得到半成品，质检合格后应立即灌封。灌封时须按《中国药典》（2020年版）的规定适当增加装量，以确保注射剂用量不少于标示量。注射剂灌封后必须尽快灭菌，以保证产品无菌合格。常用灭菌方法有热压灭菌法、流通蒸汽灭菌法、煮沸灭菌法及低温间歇灭菌法，应综合注射剂的灌装容量、处方药物的稳定性等因素进行合理选择。

　　溶液型注射剂（水针）的生产工艺流程如下：

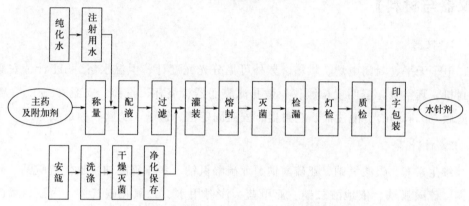

　　维生素 C 又称抗坏血酸，用于防治坏血病、促进创伤及骨折愈合、预防冠心病等，临床应用广泛。维生素 C 在干燥状态下较稳定，但在潮湿状态或溶液中，其分子结构中的烯二醇结构易被氧化生成黄色双酮化合物，虽仍有药效，但迅速氧化、断裂，生成一系列有色的无效物质。其反应如下：

维生素 C 的氧化过程会受到溶液的 pH、氧、金属离子和温度等因素的影响。在维生素 C 注射液处方设计中应重点考虑如何延缓药物的氧化分解，可采取下列措施：①除氧，尽量减少药物与空气的接触，在配液和灌封时通入惰性气体（CO_2 或 N_2）；②加入抗氧剂；③金属离子尤其是铜离子存在时，强烈催化维生素 C 氧化变色，可加入金属离子络合剂如依地酸二钠，以提高稳定性；④调节溶液 pH；⑤控制灭菌的温度和时间等。

【仪器与材料】

1. 仪器

电子天平、封闭电炉、烘箱、紫外可见分光光度计、恒温水浴、pH 计、安瓿熔封机、真空泵、澄明度检测仪、微孔滤膜滤器、烧杯、量筒、安瓿（2mL）、微孔滤膜（0.45μm）、灌注器、注射器、安瓿固定槽、镊子、药匙、称量纸等。

2. 材料

维生素 C、碳酸氢钠、亚硫酸钠、亚硫酸氢钠、焦亚硫酸钠、硫代硫酸钠、硫酸铜、硫酸亚铁、依地酸二钠、亚甲蓝、注射用水、二氧化碳气体、丙酮、稀醋酸、淀粉指示液、碘滴定液、氯化钙、草酸等。

【实验内容】

一、5%维生素 C 注射液（规格 2mL/支）

1. 处方

R	维生素 C	5.2g
	碳酸氢钠	2.42g
	亚硫酸氢钠	0.2g
	依地酸二钠	0.005g
	注射用水	加至 100mL

2. 制法

（1）操作环境要求　注射剂的生产车间为无菌制剂的生产场所，对生产环境的洁净度控制十分严格；注射剂的各个工艺过程对生产环境要求不同，可划分为控制区、洁净区、一般生产区等。实验室小量制备注射剂时，应尽可能模拟洁净环境，采用无菌制剂室、洁净操作台等设施，或划分不同操作区域，以紫外灯照射进行环境灭菌等。

（2）空安瓿的处理　空安瓿→自来水冲洗→灌入蒸馏水→100℃热处理（煮沸）30min、甩水→注射用水倒冲甩洗→滤过注射用水倒冲甩洗→（洗净的安瓿倒置烧杯中，牛皮纸包扎杯口）立即烘干，干热灭菌160～170℃，2h→冷却备用。

注意要点：

① 空安瓿处理前先经过外观检查，挑选完好无损、没有砂砾的曲颈安瓿。用蒸馏水煮沸处理，可使安瓿瓶内灰尘和附着的砂粒等杂质经加热浸泡后落入水中，容易洗净，同时也使玻璃表面的硅酸盐水解，微量的游离碱和金属离子溶解，使安瓿化学稳定性提高。如果安瓿清洁性差，须灌入 0.5% 醋酸或盐酸水溶液进行热处理。

② 用于煮沸及烘干的容器，可选用洁净玻璃烧杯，临用前用注射用水荡洗处理。

③ 安瓿灭菌时，安瓿应开口朝下倒置，烧杯用牛皮纸捆扎封口，以避免后续拿取时造成瓶口污染。

（3）注射液的配制与过滤　取注射用水 120mL，煮沸，放置至室温，或通入二氧化碳（20～30min）使其饱和，以去除水中溶解的氧气，备用。

从上述量取处方量 80% 的注射用水，加入依地酸二钠溶解，加入维生素 C 溶解，分次缓慢加入碳酸氢钠，不断搅拌至无气泡产生，待其完全溶解后，加入亚硫酸氢钠，搅拌使其溶解，调节 pH 至 5.8～6.2（使用碳酸氢钠），添加 CO_2 饱和过的注射用水至全量，搅拌均匀。药液经 G3 垂熔漏斗初滤，再用 0.45μm 孔径的微孔滤膜进行精滤数次，至滤液澄明。

注意要点：

① 注射剂配液有稀配法和浓配法，可根据原料纯度加以选用。碳酸氢钠应分次缓慢加入维生素 C 溶液中，边加边搅拌，防止产生大量气泡使溶液溢出，亦避免局部碱性过强，造成维生素 C 破坏。

② 配液用的烧杯、量杯、抽滤瓶等器具在使用前应用注射用水清洗，避免引入杂质及热原。垂熔玻璃漏斗、灌注器等玻璃用具，应用重铬酸钾洗液浸泡 15min 以上用水反复冲洗至不显酸性，再用注射用水冲洗 2～3 次，最后用滤过的注射用水冲洗 1 次。

③ 维生素 C 注射液制备过程应避免与金属用具接触。

④ 注射液需经过初滤和精滤去除微粒，使药液澄明。精滤多采用微孔滤膜，0.22μm 可用于除菌滤过，0.45μm 用于精滤。

微孔滤膜在用前需用 70℃注射用水浸泡 1h，再换注射用水室温浸泡 12～24h

备用，使用时用镊子夹取，平放安装在微孔滤器的支撑网上，正面（光滑面）朝下，反面（毛面）朝上，注意滤膜无皱褶、无刺破、安装无缝隙。注射液需精滤数次，直至滤液澄明，滤膜干净。

⑤ 常用二氧化碳或氮气等惰性气体。二氧化碳使用前应依次通过浓硫酸（去除水分）、1％硫酸铜（去除有机硫化物）、1％高锰酸钾（去除微生物）、注射用水（去除可溶性杂质和二氧化硫）洗气瓶处理。使用高纯度二氧化碳时可不需处理，或仅分别通过 50％甘油、注射用水的洗气瓶即可。

（4）灌装与熔封　过滤合格的药液，立即灌装于经灭菌处理后的洁净安瓿中，通入 CO_2 于安瓿上部空间，要求装量准确，药液不沾安瓿颈壁。灌装后随即熔封，火中断丝封口。熔封后安瓿顶部应圆滑，无尖头、鼓泡或凹陷现象。

注意要点：

① 灭菌后的洁净安瓿，于灌装前打开牛皮纸封口，从中取用。灌装时剂量应准确，须按《中国药典》（2020 年版）的规定适当增加装量，以确保注射剂用量不少于标示量，本品灌装量 2.15mL，应用安瓿灌装器或注射器操作。灌装时，不要用手触碰安瓿口，以免污染；切勿使药液沾到安瓿颈壁，以免熔封时产生焦头或爆裂。灌装后的安瓿排列于固定槽内便于拿取，以免碰倒。

② 手工制备使用安瓿熔封机，点火，调气，调节火焰至细而有力，并呈蓝色，双火焰交点处温度最高。将安瓿颈部置于双火焰对冲的交点，控制好安瓿在火焰中停留的时间，待玻璃呈红黄色时，用镊子夹取安瓿顶部，垂直上拉，在火焰中断丝，完成熔封。

③ 注意熔封是火中拉断，不是夹断，不能离火操作，否则熔闭处留有长丝。刚断丝时，安瓿的熔闭处在火焰中略停留，使封口处圆滑，以免封口过尖过细；但受热过久，则会形成大泡或封口破裂。

④ 熔封完的安瓿仍排列于固定槽内，避免立即翻倒造成药液流到熔闭处导致玻璃破裂。熔封时拉下的长丝玻璃头，置于盛有冷水的方盘中，避免误碰烫伤。

（5）灭菌与检漏　将熔封好的安瓿用 100℃流通蒸汽灭菌 15min。灭菌结束后，立即趁热将安瓿放入 1％亚甲蓝水溶液中浸泡 5min，剔除药液变色的安瓿。将其余合格安瓿外表面用水洗净，擦干，供质量检查。

注意要点：

① 注射剂灌封后必须尽快灭菌，以保证产品无菌合格。灭菌方法应根据处方药物的稳定性、制剂的容量规格等因素进行合理选择。小容量针剂从配制到灭菌完成应在 12h 内完成。大容量针剂应在 4h 内完成配制到灭菌过程。

② 灭菌后要趁热浸入冷的有色溶液中进行检漏，冷却时漏气安瓿内的压力低，有色溶液由孔隙渗入安瓿中染色。若为有色的中药注射液，则需浸入无色冷水中，检出颜色变浅的。

3. 用途与用法

用于防治坏血病，促进创伤及骨折愈合，预防冠心病。

4. 注解

① 维生素 C 显强酸性，注射时刺激性大，产生疼痛，因此加入碳酸氢钠，可使其部分中和生成钠盐，避免疼痛；同时碳酸氢钠还有调节 pH 的作用，可提高稳定性。本品在 pH 5.8～6.0 时最稳定。

② 维生素 C 易氧化，导致颜色变黄、含量下降，原辅料的质量（维生素 C、碳酸氢钠）是影响制剂质量的关键。影响本品氧化稳定性的因素还有空气及溶液中的氧、溶液的 pH 和金属离子（尤其是铜离子）。因此在处方中加入亚硫酸氢钠作抗氧剂，依地酸二钠作金属络合剂，并在药液内和灌封前通入惰性气体，以减少氧化。实验过程中避免使用金属容器或器具。

二氧化碳在水中溶解度和密度都大于氮气，去除氧气的效果优于氮气；但二氧化碳会使药液 pH 下降，要考虑 pH 对药物的稳定性影响，对酸敏感的药物不宜通入二氧化碳。

③ 本品的稳定性与灭菌温度及时间密切相关。为减少维生素 C 氧化变色，灭菌条件控制在 100℃流通蒸汽灭菌 15min。

④ 本品为无色至微黄色澄明液体。

二、维生素 C 注射剂的质量检查

1. 可见异物

按照《中国药典》2020 年版四部附录 0904 可见异物检查法第一法（灯检法）进行，示意图如图 4-1。

检查装置：如图 4-2 所示。

检查人员条件：远距离和近距离视力测验，均应为 4.9 及以上（矫正后视力应为 5.0 及以上）；应无色盲。

检查方法：除另有规定外，取维生素 C 注射液供试品 20 支，擦净外壁，置于遮光板边缘处，在明视距离（供试品距离人眼的清晰观测距离，通常为 25cm），手持安瓿颈部，轻轻旋转和翻转容器使药液中可能存在的可见异物悬浮（但应避免产生气泡），用目检视，重复观察，总时间为 20s。本品装量≤10mL 的，每次检查可手持 2 支。本品为无色安瓿包装的无色供试品溶液，检查时的光照度为 1000～1500lx。

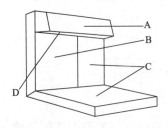

图 4-1　灯检法示意图

A—带有遮光板的日光灯光源（光照度可在 1000～4000lx 范围内调节）；

B—不反光的黑色背景；

C—不反光的白色背景和底部（供检查有色异物）；

D—反光的白色背景（指遮光板内侧）

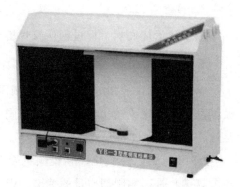

图 4-2　检查装置

结果判定：供试品中不得检出金属屑、玻璃屑、长度超过 2mm 的纤维、最大粒径超过 2mm 的块状物以及静置一定时间后轻轻旋转时肉眼可见的烟雾状微粒沉积物、无法计数的微粒群或摇不散的沉淀，以及在规定时间内较难计数的蛋白质絮状物等明显可见异物。微细可见异物（点状物、2mm 以下的短纤维和块状物等）如有检出，应符合规定。

维生素 C 注射液供试品 20 支，均不得检出明显可见异物。如有 1 支检出微细可见异物，另取 20 支复试。如有 2 支及以上检出微细可见异物，或初复试的 40 支超过 1 支检出微细可见异物，均为不合格。

2. pH

按照《中国药典》2020 年版四部附录 0631 pH 测定法进行。

检查方法：取维生素 C 注射剂供试品，打开安瓿，取药液适量，用 pH 计进行测定。

结果判定：维生素 C 注射液 pH 应为 5.0～7.0。

3. 颜色

按照《中国药典》2020 年版四部附录 0401 紫外-可见分光光度法进行。

检查方法：取维生素 C 注射剂供试品，打开安瓿，取药液适量，用水稀释成每 1mL 中含维生素 C 50mg 的溶液，用分光光度计在 420nm 波长处测定。

结果判定：吸光度不得超过 0.06。

4. 装量

按照《中国药典》2020 年版四部附录 0102 注射剂项下装量检查方法进行。

检查方法：取维生素 C 注射剂（2mL）供试品 5 支，擦净外壁，轻弹颈部使液体全部下落，小心开启（注意避免损失），将内容物分别用 2mL 的干燥注射器及注射针头抽尽，缓慢连续地注入经标化的 2mL 或 5mL 量入式量筒内（不排尽针头中的液体），在室温下检视，读取每支装量。

结果判定：每支的装量均不得少于其标示装量（2mL）。

5. 含量测定

按照《中国药典》2020 年版二部维生素 C 注射液项下含量测定检查方法进行。

检查方法：精密量取供试品 4mL（约相当于维生素 C 0.2g），置于锥形瓶中，加蒸馏水 15mL 与丙酮 2mL，摇匀，放置 5min，加稀醋酸 4mL 与淀粉指示液 1mL，用碘滴定液（0.05mol/L）滴定至溶液显蓝色并持续 30s 不褪。记录所用碘滴定液的体积，计算注射液中维生素 C 的含量。[每 1mL 碘滴定液（0.05mol/L）相当于 8.806mg 的 $C_6H_8O_6$]。

结果判定：本品含量应为标示量的 93.0%～107.0%。

6. 草酸

按照《中国药典》2020 年版二部维生素 C 注射液项下规定的检查方法进行。

检查方法：取供试品适量，用水稀释成每 1mL 中约含维生素 C 50mg 的溶液，精密量取 5mL，加稀醋酸 1mL 与氯化钙试液 0.5mL，摇匀，放置 1h，作为供试品溶液。精密称取草酸 75mg，置于 500mL 量瓶中，加水溶解并稀释至刻度，摇匀，精密量取 5mL，加稀醋酸 1mL 与氯化钙试液 0.5mL，摇匀，放置 1h，作为对照溶液。

结果判定：供试品溶液产生的浑浊不得浓于对照溶液（0.3%）。

7. 细菌内毒素

按照《中国药典》2020 年版二部维生素 C 注射液项下的规定，依照四部通则 1143 细菌内毒素检查法进行。每 1mg 维生素 C 中含内毒素量应小于 0.020EU。

8. 其他

应符合《中国药典》2020 年版二部维生素 C 注射液项下的规定。

【实验结果与讨论】

① 记录可见异物检查结果，填入表 4-1。讨论并分析可见异物产生的途径和解

决措施。

表 4-1　维生素 C 注射液可见异物检查结果

检查总数/支			问题支数/支
废品数量/支	漏气	染色	
	明显可见异物	玻璃屑	
		金属屑	
		>2mm 的长纤维	
		>2mm 的块状物	
		微粒沉积物、微粒群、沉淀、絮状物等	
	微细可见异物	点状物	
		短纤维	
		块状物	
不合格数量/支			
合格数量/支			
合格率/%			

② 记录质量检查的各项结果，填入表 4-2，并分别进行讨论。

表 4-2　维生素 C 注射液质量检查结果

检查项目	检查结果	结果判定
pH		
颜色		
装量		
含量测定		
草酸		
细菌内毒素		

【思考题】

① 分析可能影响注射剂可见异物的因素有哪些。

② 影响注射剂成品率的因素有哪些？

③ 影响维生素 C 注射液氧化的因素有哪些？如何防止？

④ 根据维生素 C 性质，试设计与本实验处方不同的注射液处方。

【知识拓展】

二维码 4-1

（操作技能考核点）

二维码 4-2

（手提式热压灭菌
器的使用方法）

二维码 4-3

（注射剂的溶剂
与常用附加剂）

（黄越燕）

实验五　散剂与颗粒剂的制备

【实验目的】

① 掌握固体药物粉碎、过筛、混合的操作方法及其注意事项。

② 掌握散剂和颗粒剂的制备及质量检查方法。

【实验原理】

散剂，是指药物与适宜的辅料经粉碎、均匀混合而制成的干燥粉末状制剂。分为内服散剂和外用散剂。散剂的用途不同，其粒径要求不同，一般的散剂能通过 6 号筛的细粉含量不少于 95%，难溶性药物、儿科或外用散剂能通过 7 号筛的细粉含量不少于 95%，眼用散剂应全部通过 9 号筛。

散剂的制备方法包括粉碎、过筛、混合、分剂量、包装等工艺。其中混合是制备散剂的重要单元操作之一，它直接关系到剂量准确、用药安全与有效。药物混合的均匀度与各组分量的比例、堆积密度、混合时间及混合方法有关。图 5-1 为散剂的制备工艺流程。

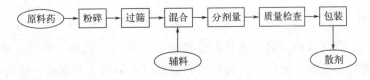

图 5-1　散剂的制备工艺流程

　　毒剧药物因为剂量小，药效强，通常在制备时加入一定比例量的辅料（乳糖、淀粉、蔗糖、糊精等）制成稀释散或倍散。当处方中药物与辅料的比例相差悬殊时，制备时应采用等量递增法进行混合，即配研法。当各组分密度相差较大时，应将密度小的组分先加入研钵内，再加入密度大的组分进行混合。若各组分色泽相差明显，一般先将色深的组分放入研钵中，再加入色浅的组分进行混合。若含低共熔成分，一般应先使之共熔，再用其他成分吸收混合。

　　颗粒剂，是指药物与适宜的辅料配合而制成的颗粒状制剂，可分为可溶性颗粒、混悬性颗粒、泡腾性颗粒、肠溶颗粒、缓释颗粒、控释颗粒等。颗粒剂除了供口服给药直接治疗疾病外，还可用来制备其他制剂，如硬胶囊剂的填充剂、用于压片等。

　　颗粒剂的制备方法是将处方中药物（或中药提取物）与辅料混合，用黏合剂或润湿剂制成软材，制粒，干燥后分装即得。制粒是颗粒剂制备的关键工艺技术，湿法制粒是在药物粉末中加入黏合剂将药物粉末靠黏合剂的架桥或黏结作用使粉末聚结在一起而制备颗粒的方法。图 5-2 为颗粒剂的制备工艺流程。

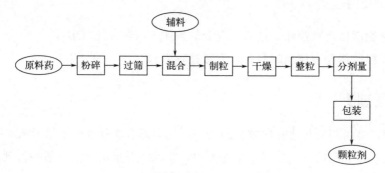

图 5-2　颗粒剂的制备工艺流程

【仪器与材料】

　　1. 仪器

　　电子天平、乳钵、刷子、6 号筛、制粒和整粒用筛（14 目、12 目）、搪瓷盘、烧杯、烘箱、旋转蒸发仪、冰箱。

　　2. 材料

　　氧化镁、碳酸氢钠、硫酸阿托品、乳糖、胭脂红、乙醇、冰片、硼砂（炒）、朱砂、玄明粉、樟脑、薄荷脑、氧化锌、硼酸、水杨酸、升华硫、淀粉、滑石粉、中药饮片（大青叶、连翘、板蓝根、拳参）、糊精、糖粉。

【实验内容】

一、制酸散的制备

1. 处方

R　氧化镁　　　　　　　　　　6g

　　碳酸氢钠　　　　　　　　　　6g

2. 制法

称取氧化镁、碳酸氢钠，分别研细，必要时过筛。

先将氧化镁置于干燥乳钵中，再将碳酸氢钠加入，研磨混匀，过筛，用目测法分成10包，包装即得。

3. 用途与用法

制酸散，并有轻微泻下作用，常用于消化性溃疡、胃酸过多。本品应与另一制酸剂（碳酸钙6g、碳酸氢钠6g）交替服用，以免引起轻泻。

4. 注解

① 处方中氧化镁质轻，研磨时应先将氧化镁放入乳钵中，然后再加入碳酸氢钠，这样混合研磨时可以避免质轻药物上浮或飞扬，同时容易混合均匀。

② 肉眼或显微镜观察散剂外观均匀度。

二、硫酸阿托品倍散的制备

1. 处方

R　硫酸阿托品　　　　　　　　　　0.1g

　　1%（质量分数）胭脂红乳糖　　0.1g

　　乳糖　　　　　　　　　　　　　加至10g

2. 制法

① 1%胭脂红乳糖的配制：取胭脂红1g置于乳钵中，加90%乙醇10～20mL，研磨使之溶解，加少量乳糖吸收并研匀，再按照等量递增法分次加入乳糖（共99g），研磨至颜色均匀，在50～60℃干燥，过筛100目即得。

② 先取少量乳糖研磨，使乳钵内壁饱和后倾出。

③ 称取硫酸阿托品和1%胭脂红乳糖在乳钵中研磨均匀，再按照等量递增法分次加入所需量的乳糖，充分研匀，至色泽均匀一致，即得。

3. 用途与用法

抗胆碱药，解除平滑肌痉挛，抑制腺体分泌、散大瞳孔。用于胃肠道、肾、胆绞痛等。

4. 注解

① 本品为百倍散，为浅红色粉末。胭脂红的作用是着色剂，不仅方便观察混合程度，也有利于辨别不同稀释程度的倍散。

② 本品中硫酸阿托品有毒、量少，研磨前应先饱和钵壁，以防吸附药物、影响剂量。

③ 本品宜采用重量法分剂量。

三、冰硼散的制备

1. 处方

R 冰片　　　　　　　2.5g

　　硼砂（炒）　　　　25g

　　朱砂　　　　　　　3.0g

　　玄明粉　　　　　　25g

2. 制法

朱砂用水飞法粉碎成极细粉。硼砂粉碎成细粉。

用玄明粉饱和钵壁后，用朱砂粉在乳钵中打底，再与玄明粉套色配研，混合均匀的粉末再与硼砂混合研匀，倒出。

取冰片加入乳钵中研细，再取上述混合粉末与冰片配研，直至混合完全。过7号筛，混匀即得。

3. 用途与用法

清热解毒，消肿止痛。用于热毒蕴结所致的咽喉疼痛，牙龈肿痛，口舌生疮。吹敷患处，每次少量，一日数次。

4. 注解

① 朱砂含有硫化汞，为粒状或块状集合体，色鲜红或暗红，有光泽，质重而脆，水飞法可获得极细粉。朱砂有色，易于观察混合的均匀性。混合时宜采用等量递增法或打底套色法。

打底套色法，是中药丸剂、散剂等剂型对药粉进行混合的一种经验方法，是将量少的、质重的、色深的药物先放入乳钵中（之前应用其他色浅、量多的药粉饱和乳钵），作为基础，即为"打底"。再将量多的、质轻的、色浅的药粉逐渐地、分次地加入乳钵中，轻研使之混匀，即为"套色"。此法的缺点是侧重色泽，而忽略了粉体粒子等比容积易混合均匀的机理。

② 玄明粉系芒硝经风化干燥而得，含硫酸钠不少于99%。

③ 本品为粉红色粉末，气芳香，味辛凉。

四、痱子粉的制备

1. 处方

R	樟脑	0.3g
	薄荷脑	0.3g
	氧化锌	2.0g
	硼酸	3.0g
	水杨酸	0.6g
	升华硫	1.0g
	淀粉	2.0g
	滑石粉	加至25g

2. 制法

取樟脑、薄荷脑置于乳钵中研磨使共熔液化后，加少量滑石粉吸收并充分研匀。

依次将氧化锌、硼酸、水杨酸、升华硫、淀粉以及剩余滑石粉，以等量递加法加入上述混合粉末中研匀，过120目筛，混匀，包装即得。

3. 用途与用法

止痒、吸湿、收敛，用于治疗痱子、汗疹等。洗净患处，撒布用。

4. 注解

① 研钵用前应先用少量滑石粉饱和、润滑钵壁。

② 处方中含有共熔组分，薄荷脑、樟脑混合研磨至共熔液化，用滑石粉或混合粉末吸收，并过筛2～3次，检查均匀度。

③ 处方中成分较多，应按顺序称好，做好标注，以免混料。水杨酸、硼酸是结晶性物料，氧化锌不易研细，均应单独研细过筛。再将各成分按照等量递增法混匀。本品为外用散剂，应过120目筛。

④ 处方中滑石粉可吸收皮肤水分及油脂。氧化锌为收敛剂，可使局部组织收缩，水肿消退。硼酸具有调节pH和轻度消毒作用。樟脑、薄荷脑有清凉止痒作用。

⑤ 本品为白色粉末，气香，味凉。

五、感冒退热颗粒的制备

1. 处方

R 大青叶   30g

    连翘   15g

    板蓝根   30g

    拳参   15g

    糊精   适量

    糖粉   适量

2. 制法

① 4味药加水煎煮2次，第1次用相当于药材8倍量的水，第2次用6倍量的水，每次煎煮0.5h，双层纱布滤过，合并滤液，浓缩至相对密度约为1.08（90～95℃），冷却至室温。

② 加等量的乙醇，加盖，冷藏静置24h。取上清液浓缩至相对密度1.38～1.40（60～65℃）的稠膏，得到清膏。

③ 加入糖粉与糊精，将清膏、糖粉、糊精按照1∶3∶1.25比例加入，混匀，加乙醇适量，制成软材，挤压过筛制成湿颗粒，干燥，整粒（过1号筛和5号筛），分装，即得。

3. 用途与用法

清热剂，具有清热解毒、疏风解表之功效。用于上呼吸道感染、急性扁桃体炎、咽喉炎。

4. 注解

① 方中大青叶、板蓝根清热解毒、凉血利咽；连翘疏散风热，解毒凉血；拳参清热解毒，消痈散结。诸药合用，共奏清热解毒、解肌退热、消肿散结之功。

② 本品为淡黄色至黄色颗粒。颗粒应干燥、均匀、色泽一致，无吸潮、软化、结块、潮解等现象。

六、质量评价方法

1. 散剂质量检查项目

【粒度】

除另有规定外，局部用散剂按照下述方法检查，应符合规定。

检查法：取供试品约10g，精密称定，按照单筛分法测定，化学药散剂通过七号筛（中药散剂通过六号筛）的粉末质量，不得少于95%。

【外观均匀度】

检查法：取供试品适量，置光滑纸上，平铺约 $5cm^2$，将其表面压平，在明亮处观察，应色泽均匀，无花纹与色斑。

【水分】

检查法：中药散剂照水分测定法测定，除另有规定外，不得超过9.0%。

【干燥失重】

检查法：化学药和生物制品散剂，除另有规定外，取供试品，照干燥失重测定法测定，在105℃干燥至恒重，减失质量不得超过2.0%。

【装量差异】

单剂量包装的散剂，按照下述方法检查，应符合规定。

检查法：取供试品10袋，分别精密称定每袋内容物的质量，求出内容物的装量与平均装量。每袋装量与平均装量相比较（凡有标示装量的散剂，每袋装量应与标示装量相比较），按表5-1中的规定，超出装量差异限度的散剂不得多于2袋，并不得有1袋超出装量差异限度的1倍。

表 5-1　散剂单剂量装量差异限度

平均装量或标示装量	装量差异限度
0.1g 及 0.1g 以下	±15%
0.1g 以上至 0.5g	±10%
0.5g 以上至 1.5g	±8%
1.5g 以上至 6.0g	±7%
6.0g 以上	±5%

凡规定检查含量均匀度的颗粒剂，一般不再进行装量差异检查。

2. 颗粒剂质量检查项目

【外观性状】

观察并描述成品性状，颗粒剂应干燥，颗粒均匀、色泽一致，无吸潮、软化、结块、潮解等现象。

【粒度】

检查法：除另有规定外，照粒度和粒度分布测定法测定，不能通过一号筛与能通过五号筛的总和不得超过15%。

【溶化性】

除另有规定外，可溶颗粒和泡腾颗粒照下述方法检查，溶化性应符合规定。

可溶颗粒检查法：取供试品 1 袋（多剂量包装取 10g），加热水 200mL，搅拌 5min，立即观察，可溶颗粒应全部溶化或轻微浑浊。不得有异物。中药颗粒还不得有焦屑。

泡腾颗粒检查法：取单剂量泡腾颗粒供试品 3 袋，分别置于盛有 200mL 水的烧杯中，水温为 15～25℃，应迅速产生气体而呈泡腾状，5min 内颗粒均应完全分散或溶解在水中。

混悬颗粒或已规定检查溶出度或释放度的颗粒剂，可不进行溶化性检查。

【实验结果与讨论】

1. 散剂质量结果与讨论

将散剂的成品质量检查结果填入表 5-2 中。

表 5-2　散剂的成品质量检查结果

处方	外观均匀度	粒度	水分/%	干燥失重/%	装量差异
制酸散					
硫酸阿托品倍散					
冰硼散					
痱子粉					

2. 颗粒剂质量结果与讨论

将颗粒剂的成品质量检查结果填入表 5-3 中。

表 5-3　颗粒剂的成品质量检查结果

处方	外观性状	粒度	溶化性
感冒退热颗粒			

【思考题】

① 不同给药途径的散剂对粒度有什么要求？

② 打底套色法的原则是什么？

③ 含有共熔组分的散剂应如何配制？

④ 在颗粒剂制备的操作过程中，应注意哪些问题？

【知识拓展】

二维码 5-1

（散剂与颗粒剂制备
操作技能考核点）

（黄越燕）

实验六　片剂的制备与质量检查

【实验目的】

① 掌握湿法制粒压片的一般工艺。

② 掌握常用的片剂质量检查方法。

③ 熟悉单冲压片机的基本构造、使用及保养。

【实验原理】

片剂系指原料药物与适宜的辅料制成的圆形或异形的片状固体制剂。片剂的特点是：剂量准确、服用方便，稳定性好、携运方便，生产自动化程度高、产量大、成本低，可满足不同临床医疗需要。因此其是目前品种最多、产量最大、使用最广泛的剂型之一。

片剂中的辅料主要包括四大类：稀释剂（填充剂）（增加片剂质量和体积，便于成型）、黏合剂（黏合粉末成颗粒，制备湿颗粒/软材）、崩解剂（使片剂在胃内崩解成颗粒）、润滑剂（减少摩擦和黏冲，使片面光洁）；另外，也可加入着色剂、矫味剂等改善外观和口味，以提高患者顺应性。

片剂的制备方法主要有制粒压片、结晶直接压片、粉末直接压片，制粒的方法又分为干法和湿法。其中湿法制粒压片，其制得的颗粒外形好、流动性好、可压性强，是应用最广泛的方法，适用于对湿热稳定的药物。

湿法制粒压片的制备工艺流程如下：

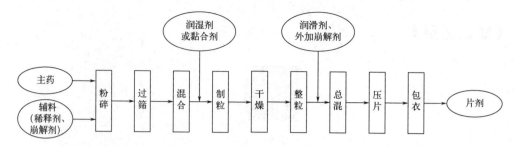

工艺流程的各个工序都直接影响片剂质量。制片的主药及辅料要经过粉碎、过筛处理，物料细度以 80～100 目为宜，以保证物料混合均匀性和药物溶出度。混合时，若各组分用量相差悬殊，应采用等体积递增混合法，或用溶剂分散法，即先将量小的药物溶于适宜的溶剂，再与其他成分混合。

制粒是压片的关键。应当根据物料性质加入适宜的黏合剂或润湿剂，控制其用量，凭经验掌握软材的质量，以"手握成团，轻压即散"为度。通常根据筛网来控制颗粒的大小，一般大片（片重 0.3～0.5g）选用 14～16 目筛，小片（＜0.3g）选用 18～20 目筛。制好的湿颗粒应尽快通风干燥，干燥温度根据物料性质而定，以 50～60℃为宜，可凭经验掌握干燥程度，用手指捻搓干颗粒应立即粉碎，无潮感。颗粒干燥后需进行过筛整粒，以使粘连的颗粒散开。整粒用筛的孔径与制粒时相同或略小。整粒后加入其他药物（如挥发油或挥发性物质）、润滑剂及外加法加入的崩解剂，计算片重后压片。

片重$_1$＝每片含主药量（标示量）/颗粒中主药的百分含量（实测值）

片重$_2$＝（干颗粒重＋压片前加入的辅料量）/预定的压片数量

制备的片剂按照《中国药典》（2020 年版）规定的片剂质量标准进行检查。片剂检查项目包括外观、硬度、重量差异和崩解时限等。药典对有的片剂还规定检查溶出度和含量均匀度。凡要检查溶出度的片剂，不再检查崩解时限；凡检查含量均匀度的片剂，不再检查重量差异。

【仪器与材料】

1. 仪器

鼓风干燥箱、单冲压片机、硬度测定仪、脆碎度测定仪、崩解时限测定仪、紫外分光光度计、电子天平、乳钵、药筛（16 目、100 目）、搪瓷方盘、刷子、电吹风等。

2. 材料

氨茶碱、淀粉、微晶纤维素、硬脂酸镁、蒸馏水等。

【实验内容】

一、单冲压片机的识别与安装

1. 基本结构

单冲压片机结构简单，操作方便，适用于目前制药厂、医院药房、科研单位的实验室试制和小批量生产。一般为电动、手摇两用，最大压力为1500kg，单位产量为80~100片/min。TDP型单冲压片机的基本结构见图6-1，主要部件包括冲模（含上冲、下冲和模圈）、模圈平台、饲料靴、加料斗、片重调节器、出片调节器、压力调节器等。

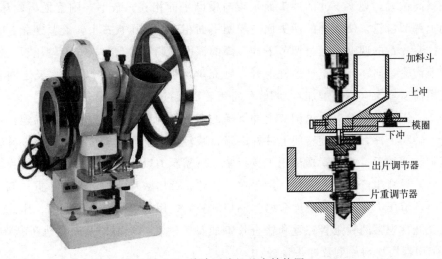

加料斗
上冲
模圈
下冲
出片调节器
片重调节器

图 6-1 单冲压片机基本结构图

单冲压片机的组装次序为：自下而上的原则，下冲→模圈平台→上冲→饲料靴→加料斗。

调节次序为：出片调节器→片重调节器→压力调节器。

拆卸次序为：自上而下的原则，加料斗→饲料靴→上冲→模圈平台→下冲。

2. 具体步骤

（1）安装下冲　转动大皮带轮使下冲芯杆升到最高位置，把下冲插入下冲芯槽中（注意使下冲杆的缺口斜面对准下冲紧固螺丝，下冲要插到底），旋紧下冲固定螺丝。旋转片重调节器使下冲处在较低部位。

（2）安装模圈　将模圈平放入冲模平台的孔中，旋紧其固定螺丝。将冲模平台安放在机座上，同时注意使下冲进入模圈的孔中，不要碰撞下冲头，以免冲头卷边。用手稍稍旋住平台的两只固定螺丝（不旋紧）。

（3）安装上冲　将上冲插入上冲芯槽，插到底，旋紧上冲紧固螺母。转动压力调节器使上冲处于压力较低的部位，慢慢用手转动压片机的转轮，使上冲慢慢下降，至模圈上方少许处停止，仔细观察上冲是否正好在模圈中心部位，有无碰撞现象。若有碰撞，轻微移动冲模平台的位置，使上冲对准模圈中心位置，并顺利进入模孔中，用工具旋紧冲模平台的固定螺丝。再转动转轮，上冲在模圈中进出必须灵活、无碰撞和摩擦方为合格。

（4）安装饲料靴及加料斗　将饲料靴安装在冲模平台上，用手旋紧弹簧螺丝，用紧固螺丝从侧面固定弹簧螺丝。套上加料斗。再次转动转轮数次，若无异常现象，则组装正确。

（5）出片的调整　通过调节下冲上升的高度可调节出片。转动大皮带轮使下冲升到最高位置，观察下冲的冲头面是否与模圈平面相齐，若不齐则旋松齿轮压板，转动上调节齿轮，使下冲的冲头面与模圈平面相齐，将压板按上，旋紧螺丝。

（6）片重的调整　通过调节下冲下降的深度可调节片重。松开齿轮压板，转动下调节齿轮，向左转使下冲芯杆上升，则充填深度减小（片重减轻），反之向右转使充填深度增大（片重增加），调好后将齿轮压板按上，旋紧螺丝。

（7）压力的调整　通过调节上冲下降的高度可调节压力。旋松上冲连杆锁紧螺母，转动上冲，向右旋转使上冲杆下降，减轻压力，向左旋转使上冲杆上升，增加压力。调整后，将锁紧螺母用工具扳紧。所需压力以压出的片剂硬度合格为准。

（8）投料生产　加入颗粒，用手摇动转轮，试压数片，称取平均片重，调节片重；再调节压力，使压片硬度合格。一切顺利后，用电机带动试压生产，压片过程中仍需经常观察药片是否完整和检查片剂质量。发现异常时，及时停机进行调整。表 6-1 为常用片剂片重及冲头直径。

表 6-1　常用片剂片重及冲头直径

片重/mg	50	100	150	200	300	500
冲头直径/mm	5～6.5	6.5～7	7～8	8～8.5	9～10.5	12

（9）清洁　压片完毕，拆下冲模，清洗、擦干、涂上黄油或浸于液状石蜡中保存。用毛刷刷去机座上的粉末，擦拭机件，使压片机保持干燥清洁。

3. 注意事项

① 装上、下冲头时，务必把冲头插到冲芯底，并旋紧，以免开机时造成迭片、松片并碰坏冲头等。装上冲时，在冲模平台放一硬纸板，防止上冲突然落下时，碰坏上冲和模圈。

② 接通电机时注意旋转方向是否与转轮箭头一致，切勿倒转，以免损害机件。

③ 压片时不可用手在机台上收集药片，以免压伤。

④ 电动压片时发生顶车（卡住、死机）情况，应立即关闭电源，以免烧毁电机。情况较轻时，可用手扳转动手轮使上冲冲过"死点"（但不可反转，以免重复加料，造成更严重的顶车）；情况严重时，旋松连杆锁紧螺母，扳转上冲芯杆，使其上升以减小压力，再转动手轮将药片顶出，然后重新调整药片硬度。

二、氨茶碱片的制备

1. 处方

R　氨茶碱　　　　　　　　20g

　　淀粉　　　　　　　　　12g

　　微晶纤维素　　　　　　5.6g

　　10％淀粉浆　　　　　　适量

　　硬脂酸镁　　　　　　　适量

2. 制法

称取淀粉 4g 加入 40mL 蒸馏水中均匀分散，边搅拌边水浴加热，糊化后为澄清黏稠状，即为 10％淀粉浆，放冷即用。

称取氨茶碱、淀粉分别研细，过 100 目筛。称取微晶纤维素置于乳钵研细，分次加入淀粉、氨茶碱研磨均匀，过筛 100 目，搅拌均匀，铺于方盘上。取适量 10％淀粉浆加入药物混合粉末中，手动搅拌黏合，制成干湿适宜的软材，过 14 目筛制粒。湿粒于 50～60℃干燥，干粒过 14 目筛整粒。加入干颗粒质量的 1％的硬脂酸镁混匀（测半成品含量），计算片重，选用直径为 6～8mm 的浅凹冲模压片。每片含主药 100mg。

3. 用途与用法

本品适用于支气管哮喘、喘息型支气管炎、阻塞性肺气肿等，可缓解喘息症状，也可用于心源性肺水肿引起的哮喘。

4. 注解

① 淀粉浆的制备方法有煮浆法和冲浆法，都是利用淀粉受热糊化后黏度增大的性质。冲浆法是将淀粉用 1～1.5 倍水稀释分散，再根据浓度要求缓缓加入一定量的沸水或热水（＞90℃），不断搅拌糊化而成。煮浆法是将淀粉分散混悬于全部量的水中，边加热边搅拌（70～80℃），直至糊化即得，不宜直火加热，以免焦化。

② 氨茶碱为茶碱与乙二胺的复盐，糖可与乙二胺反应而变色，故不能用糖作辅料。药物与辅料混合应采用等体积递增混合法，并将混合粉末过筛后再搅拌，以确保混合均匀。

③ 制备软材时黏合剂用量要适当，少量多次地加入淀粉浆，凭经验判断软材的湿度，以"手握成团，轻压即散"为宜，即软材达到以手握之可成团块，同时，手指轻压时能散裂而不散成粉状为度。

④ 将软材用手挤压过筛网，制得所需大小的颗粒，颗粒应以无长条、无块状和无过多细粉为宜。

⑤ 湿颗粒的干燥温度应考虑对药物的不稳定影响。本品乙二胺易挥发，湿粒干燥温度不应超过 60℃。

⑥ 硬脂酸镁用量，为干颗粒质量的 0.3%～1%，先与整粒得到的（100 目）细粉混匀，再以过筛方式，加入颗粒中混匀。

⑦ 压片时，应先试压，调节片重和压力，使之达到要求，方可开电机正式压片。

⑧ 本品为白色至微黄色的片剂。

三、片剂的质量检查

1. 外观性状

药片平铺方盘上，肉眼观察，片剂表面应完整光洁、色泽均匀、边缘整齐，无杂斑异物，无松片、裂片现象等。

2. 重量差异

按照《中国药典》2020 年版四部附录 0101 片剂项下重量差异检查法进行。

检查方法：取药片 20 片，精密称定总质量，求得平均片重后，再分别精密称定各片的质量。将每片质量与平均片重比较（凡无含量测定的片剂，每片质量应与标示片重比较），超出重量差异限度的药片不得多于 2 片，并不得有 1 片超出限度的 1 倍。表 6-2 为栓剂的重量差异限度。

表 6-2 栓剂的重量差异限度

片剂的平均质量	重量差异限度
＜0.3g	±7.5%
≥0.3g	±5%

$$片重差异 = \frac{（每片重量-平均片重）}{平均片重} \times 100\%$$

注意：糖衣片的片芯应检查重量差异，包糖衣后不再检查重量差异。薄膜衣片应在包薄膜衣后检查重量差异。凡规定检查含量均匀度的片剂，一般不进行重量差异检查。

3. 硬度

片剂应有适宜的硬度和耐磨性，以免包装、运输过程中发生磨损或破碎。生产厂家一般将硬度作为片剂的内控指标之一。

（1）手工检查 取一药片，置于中指与食指之间，用拇指以适当压力挤压药片，不应立即分裂。否则表示此药片硬度不足。

（2）仪器检查 片剂硬度计使用前，仪器放置平稳，防止振动，挤压探头与测试平台之间的间隙要清理干净，以免影响仪器精度。将药品径向固定在两横向杆之间，其中的活动柱杆借助弹簧沿水平方向对片剂径向加压，待药片破碎，停止加压，读取数值。共测定 3～6 片，取平均值。一般认为，普通片剂的硬度在 50N 以上为好。

4. 脆碎度

按照《中国药典》2020 年版四部附录通则 0923 脆碎度检查法进行。本法用于检查非包衣片的脆碎情况及其他物理强度，如压碎强度等。

仪器装置：片剂脆碎度检测仪（图 6-2），主要结构为内壁抛光，一边为可打开的透明耐磨塑料圆筒，筒内有一自中心轴套向外壁延伸的弧形隔片，使圆筒转动时，片剂滚动。转轴与电机相连，转速 25r/min，设定时间 4min，片剂滚动100 次。

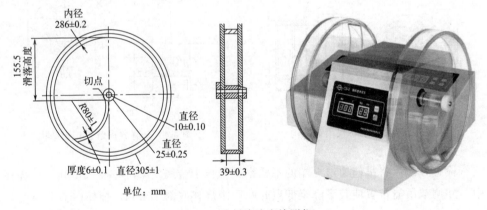

内径 286±0.2
155.5 滑落高度
切点
R80±1
直径 10±0.10
直径 25±0.25
厚度6±0.1 直径305±1
39±0.3
单位：mm

图 6-2 片剂脆碎度检测仪

检查方法：片重≤0.65g 的药片，取若干片，使其总质量约为 6.5g；片重＞0.65g 者，取 10 片。用吹风机吹去片剂脱落的粉末，精密称重，置于圆筒中，开机转动 100 次。取出药片，再次用吹风机吹去脱落的粉末，精密称重。减失质量不得超过 1%，且不得检出断裂、龟裂及粉碎的片。本试验一般仅做 1 次。如减失质量＞1%时，应复测 2 次；3 次的平均减失质量不得超过 1%，并不得检出断裂、龟裂及粉碎的片。

注意：如供试品的性状或大小使片剂在圆筒中形成不规则滚动时，可调节圆筒的底座，使与桌面成约10°的角，试验时片剂不再聚集，能顺利下落。若形成严重不规则滚动或特殊工艺生产的片剂，不适于本法检查，可不进行脆碎度检查。对易吸水的制剂，操作时应注意防止吸湿（控制相对湿度＜40％）。

5. 崩解时限

按照《中国药典》2020年版四部附录通则0921崩解时限检查法进行。本法用于检查口服固体制剂在规定条件下崩解情况。

崩解，指口服固体制剂在规定条件下全部崩解溶散或成碎粒，除不溶性包衣材料或破碎的胶囊壳外，应全部通过筛网。如有少量不能通过筛网，但已软化或轻质上漂且无硬心者，可作符合规定论。凡规定检查溶出度、释放度或分散均匀性的制剂，不再进行崩解时限检查。

仪器装置：升降式崩解仪，主要结构为一能升降的金属支架与下端镶有筛网的吊篮，并附有挡板。升降的金属支架上下移动距离为（55±2）mm，往返频率为30～32次/min。吊篮有6根玻璃管垂直于2块塑料板的孔中，底部固定有不锈钢丝筛网（孔径2mm）（图6-3）。另有挡板，为带孔的透明塑料块（图6-4）。

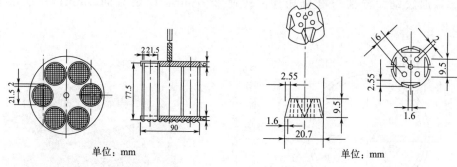

图6-3 升降式崩解仪吊篮结构　　　　图6-4 升降式崩解仪挡板结构

检查方法：将吊篮通过上端的不锈钢轴悬挂于金属支架上，浸入1000mL烧杯中，并调节吊篮位置使其下降至低点时筛网距烧杯底部25mm，烧杯内盛有温度为37℃±1℃的水，调节水位高度使吊篮上升至高点时筛网在水面下15mm处，吊篮顶部不可浸没于溶液中。

取供试品6片，分别置于上述吊篮的玻璃管中，启动崩解仪进行检查，各片均应在15min内全部崩解或崩解成碎粒并全部通过筛网。如有1片不能完全崩解，残留小颗粒不能全部通过筛网，应另取6片复试，并在每管加入药片后随即加入挡板各一块，依法检查，应符合规定。

其他片剂崩解时限检查要求如下：

① 中药浸膏片、半浸膏片和全粉末片，按上述装置与方法，加挡板，进行检查。全粉末片应在 30min，浸膏（半浸膏）片应在 1h 内全部崩解。

② 薄膜衣片，按上述装置与方法，可改在盐酸溶液（9→1000）中进行检查。化学药薄膜衣片应在 30min，中药薄膜衣片（加挡板）应在 1h 内全部崩解。

③ 糖衣片，按上述装置与方法，化学药糖衣片应在 1h，中药糖衣片（加挡板）应在 1h 全部崩解。

④ 肠溶衣片，按上述装置与方法，先在盐酸溶液（9→1000）中检查 2h，每片不得有裂缝、崩解或软化现象；然后取出吊篮，用少量水洗涤后，加挡板，再按上述方法在磷酸盐缓冲液（pH 6.8）中进行检查，1h 内应全部崩解。

⑤ 结肠定位肠溶片，按上述装置和品种项下规定，在盐酸溶液（9→1000）及 pH 6.8 以下的磷酸盐缓冲液中均不得有裂缝、崩解或软化现象，在 pH 7.5～8.0 的磷酸盐缓冲液中 1h 内应完全崩解。

⑥ 含片，按上述装置与方法，均不应在 10min 内全部崩解或溶化。

⑦ 舌下片，按上述规定与方法，均应在 5min 内全部崩解或溶化。

⑧ 可溶片，水温 20℃±5℃，按上述装置与方法，均应在 3min 内全部崩解并溶化。

⑨ 泡腾片，取 1 片置于 200mL 温度 20℃±5℃的水中，有气泡放出，当片剂或碎片周围气体停止逸出时，片剂应溶解或分散在水中，无聚集的颗粒剩留。同法检查 6 片，均在 5min 内崩解。

⑩ 口崩片，另有崩解装置，同法检查 6 片，应在 60s 内全部崩解。

6. 含量均匀度

按照《中国药典》2020 年版二部氨茶碱片项下含量均匀度检查方法进行。

7. 溶出度

按照《中国药典》2020 年版四部通则 0931 溶出度与释放度测定法第一法进行，溶出度限度为标示量的 60%。

8. 含量测定

按照《中国药典》2020 年版二部氨茶碱片项下含量测定检查方法进行，检查无水茶碱、乙二胺。

9. 其他

应符合《中国药典》2020 年版二部氨茶碱片项下的规定。

【实验结果与讨论】

① 描述片剂外观。

② 记录片重数据，填入表 6-3，判断结果，并分析可能产生片重差异超限的原因。

表 6-3　片剂重量差异检查结果

编号	片重/mg	片重差异/%	编号	片重/mg	片重差异/%	药品名称：
1			11			
2			12			
3			13			平均片重：
4			14			
5			15			片重差异超限的片数：
6			16			
7			17			评价及原因分析：
8			18			
9			19			
10			20			

③ 记录硬度测定的结果，并讨论影响片剂硬度的因素。

④ 记录脆碎度检查结果，计算减失质量百分率，并讨论影响片剂脆碎度的因素。

⑤ 记录崩解时限检查结果，并分析可能产生崩解超限的原因。

【思考题】

① 大多数药物在压片过程中，为什么需要先制成颗粒？

② 压片过程中容易出现哪些质量问题？如何解决？

③ 对湿热不稳定的药物进行片剂处方设计和制备时应考虑哪些问题？

④ 片剂的崩解时限合格，是否还需要检测其溶出度？

【知识拓展】

二维码 6-1

（片剂制备操作

技能考核点）

二维码 6-2

（教学视频 6.1

片剂的制备 1）

二维码 6-3

（教学视频 6.2

片剂的制备 2）

二维码 6-4

（教学视频 6.3

片剂的制备 3）

二维码 6-5　　　　二维码 6-6　　　　二维码 6-7　　　　二维码 6-8

（教学视频 6.4　　（教学视频 6.5　　（教学视频 6.6　　（片剂生产常见设

片剂的制备 4）　　压片机拆装及压片）　片剂的质量评价）　备的标准操作规程）

（黄越燕）

实验七　膜剂的制备

【实验目的】

① 掌握少量制备膜剂的方法和操作要点。

② 掌握常用成膜材料的性质和特点。

③ 了解膜剂的质量评价方法。

【实验原理】

膜剂是原料药物与适宜的成膜材料经加工制成的膜状制剂，可用于口服或黏膜给药。一般膜剂厚度为 $0.05\sim0.2$ mm，面积 $1cm^2$ 的供口服，$0.5cm^2$ 的供眼用。按结构可分为单层膜、多层膜、夹心膜等。膜剂体积大小有限，因此大剂量的药物不适于制成膜剂。

膜剂的形成主要取决于成膜材料，常用的成膜材料有天然高分子材料物质，如明胶、阿拉伯胶、琼脂、海藻酸及其盐、纤维素衍生物等；合成高分子材料物质，如聚乙烯醇（PVA）及聚乙烯醇缩乙醛、聚乙烯吡咯烷酮（PVP）、乙烯-醋酸乙烯共聚物（EVA）及丙烯酸树脂等。PVA 是最常用的成膜材料。

除了主药和成膜材料外，膜剂处方中一般还需加入增塑剂、表面活性剂、填充剂、着色剂、矫味剂等，制备时须根据成膜材料性质加入适宜的脱膜剂。如以水溶性成膜材料 PVA 为膜材时，可采用液状石蜡或滑石粉为脱膜剂。

制备膜剂常用的方法是匀浆制膜法，其工艺过程是：将成膜材料溶解于水中，趁热过滤，加入主药充分搅拌使其溶解，制得具有一定黏度的浆液。不溶性药物可预先粉碎成细粉或制成微晶，再与成膜材料溶液混合，使之分散均匀于浆液中。将浆液脱去气泡，均匀涂在载体上，使成一定厚度和宽度的涂层。工业生产可以使用涂膜机，小量制备可刮涂于平板玻璃上。将涂层通过干燥设备烘干，根据主药含量进行切割，包装即得。图 7-1 为膜剂的制备工艺流程。

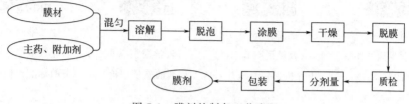

图 7-1　膜剂的制备工艺流程

膜剂外观应完整光洁、厚度一致，色泽均匀，无明显气泡。多剂量膜剂，分格压痕应均匀清晰，并能按压痕撕开。膜剂应密封贮存，防止受潮、发霉和变质。膜剂的质量检查项目有外观、含量、重量差异等。

【仪器与材料】

1. 仪器

托盘天平、烧杯、量杯、玻璃板、玻璃棒、小刀、恒温水浴锅、烘箱、超声仪等。

2. 材料

甲硝唑、聚乙烯醇、甘油、吐温-80、液状石蜡、滑石粉、聚乙烯薄膜、75％乙醇、蒸馏水等。

【实验内容】

一、甲硝唑口腔膜剂

1. 处方

R	甲硝唑	0.5g
	聚乙烯醇（PVA）（17-88）	5g
	甘油	0.6g
	蒸馏水	30mL

2. 制法

① 取 PVA、甘油、蒸馏水置于烧杯中搅拌浸泡，待其充分溶胀后，置于 90℃水浴上加热溶解，溶液趁热用 80 目筛网过滤，备用。

② 滤液放冷后，加入甲硝唑，搅拌使其溶解，在水浴上保温静置一定时间除去气泡。

③ 将脱泡后的浆液倒在已涂有少量液状石蜡的洁净玻璃板上，用洁净玻璃棒将其刮平，厚度约 0.3mm，于 80℃烘箱中干燥。

④ 冷却后切割成 2cm×1.5cm 的小片即可。药膜可烫封于聚乙烯薄膜或锡箔中。

3. 用途与用法

甲硝唑是抗厌氧菌感染的基本药物，本品可用于预防和治疗厌氧菌感染的口腔炎症，贴敷于口腔溃疡患处。

4. 注解

① 除泡是制膜的关键，可采用 60℃保温静置 30～60min 驱除气泡，或超声脱除气泡。涂膜时不得搅拌，否则易形成气泡膜。

② 聚乙烯醇应充分浸泡，使其充分溶胀后，再加热使其溶解，加热温度以80～90℃为宜，温度过高可影响膜的溶解度和澄明度，并使膜的脆性增加。PVA浆液应趁热过滤，除去杂质，放冷后不易过滤。

③ 玻璃板可用铬酸清洁液处理，自然晾干。撒布少量滑石粉或涂布少许液状石蜡作为脱膜剂。采用一定距离的刮刀或固定厚度的玻璃棒做推杆，将浆液在玻璃板上涂铺均匀。

亦可采用 75％乙醇涂擦玻璃板，趁湿铺一张宽于玻璃板的聚乙烯薄膜（如食品包装袋）驱除残留气泡，使薄膜紧贴于玻璃板，再用于制备药膜。此法易于揭膜，且可以将聚乙烯薄膜作为药膜的衬材一起剪裁。

二、膜剂的质量检查

1. 性状

本品应平整、光洁、色泽均匀，无明显气泡。

2. 重量差异

取膜剂供试品 20 片，精密称定总质量，求得平均质量，再分别精密称定各片的质量。每片质量与平均质量相比较，按照表 7-1 的规定，超出重量差异限度的不得多于 2 片，并不得有 1 片超出限度的 1 倍。

表 7-1　膜剂重量差异限度

平均质量	重量差异限度
0.02g 及 0.02g 以下	±15%
0.02g 以上至 0.20g	±10%
0.20g 以上	±7.5%

【实验结果与讨论】

① 描述制备的膜剂成品的外观性状、成膜性质。

② 测定制成膜剂的重量差异。

【思考题】

① 膜剂处方中有哪些辅料？各起什么作用？

② 聚乙烯醇作为常用膜材的主要优势有哪些？

③ 制备膜剂时，如何防止气泡的产生？

【知识拓展】

二维码 7-1

（操作技能考核点）

（黄越燕）

实验八　滴丸剂的制备

【实验目的】

① 掌握制备滴丸的基本工艺过程。

② 熟悉影响滴丸质量的因素。

③ 了解滴丸机的基本组成及其相应功能。

【实验原理】

滴丸系指原料药物与适宜的基质加热熔融混匀，滴入不相混溶、互不作用的冷凝介质中制成的球形或类球形制剂。该剂型的特点在于：①设备简单，操作容易，生产车间无粉尘，利于劳动保护，周期短，效率高；②工艺条件易控制，质量稳定，剂量准确，受热时间短，可提高药物稳定性；③起效迅速，生物利用度高；④液体药物可制成固体滴丸，便于服用和运输；⑤可制成内服、外用、速释、缓释、控释或局部治疗等多种类型的滴丸。

滴丸基质分为水溶性与脂溶性两大类。水溶性基质包括聚乙二醇类（PEG 4000、PEG 6000）、肥皂类、硬脂酸钠、泊洛沙姆和甘油明胶等，可提高药物的溶出速度。脂溶性基质包括硬脂酸、单硬脂酸甘油酯、虫蜡、氢化植物油等，可使药物缓慢释放。

冷凝介质的相对密度与基质不宜相差较大，以免滴制冷凝过程中烷基上浮或下沉过快，影响滴丸的成形。水溶性基质滴丸常采用液状石蜡、二甲硅油等作冷凝液，脂溶性基质滴丸常采用水或乙醇等作冷凝液。

滴丸剂的制备采用滴制法，其主要过程是，将主药溶解、混悬在加热熔融的基质中，保持恒定的温度（80～100℃），经过一定大小管径的滴头，匀速滴入不相混溶的冷却液中，凝固成型的丸粒缓缓沉于容器底部，或浮于冷却液的表面，取出滴丸，洗去冷凝液，干燥即得。

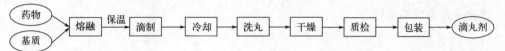

本实验以水溶性基质 PEG 6000 将难溶性药物穿心莲内酯制成滴丸，PEG 6000 熔点低，具有良好的分散力和较大内聚力，使难溶性药物以分子状态分散其中，提高了药物的溶出速率。

【仪器与材料】

1. 仪器

滴丸机、电子天平、恒温水浴锅、蒸发皿、崩解时限测定仪等。

2. 材料

穿心莲内酯、PEG 6000、二甲基硅油等。

【实验内容】

一、滴丸的制备

1. 处方

R　穿心莲内酯　　　　　　10g

　　PEG 6000　　　　　　30g

2. 制法

称取 30g PEG 6000 置于蒸发皿中，于 90℃水浴中加热熔融，将穿心莲内酯细粉加入其中，搅拌使其分散溶解，混合均匀，至 90℃ 水浴中保温 30min，待气泡除尽，备用。

将上述熔融液置于滴丸机的贮液筒，调节仪器相关参数指标后，使其滴入冷凝介质二甲基硅油中冷凝。熔融液保温 80～90℃，控制滴速 40 滴/min，滴距 6cm，冷却温度 6℃。

待冷凝完全，收集滴丸，沥净，用滤纸擦净表面的冷凝液，放置自然干燥，即得。

选用滴丸外观的圆整度、拖尾和粘连作为观察指标进行记录和评分。评分标准为：外形由圆整到不圆整为 5～1 分，拖尾由好到差为 5～1 分，粘连性由粘连到不粘连为 5～1 分。

3. 用途与用法

本品为天然抗生素药物，祛热解毒，消炎止痛，可用于细菌性与病毒性上呼吸道感染及痢疾等疾病。

4. 注解

① 穿心莲内酯是白色方菱形或片状结晶，难溶于水，在沸乙醇中溶解，在甲醇或乙醇中略溶，极微溶于氯仿，在水或乙醚中几乎不溶。

② 熔融基质和药液应充分混匀，且将熔融液内的气泡除尽，才可使滴丸呈高度分散且表面光滑的状态。

③ 制备时，保持原料药与基质的熔融液恒温可控制其黏度。控制贮液罐温度维持在 80～90℃，否则易凝固在滴口而不易滴下。滴速可用阀门控制。

④ 滴制前应检查滴速控制的稳定性、滴制液压的恒定性等影响滴丸质量的均一性的因素。冷凝液的高度、滴距及冷凝液的温度等均可影响滴丸的外形、粘连程度、拖尾等，应以圆整为度。

滴制条件可调节范围：滴速为 40～60 滴/min，滴距 4～6cm，冷却温度 2～6℃。固定一个因素，另两个因素不变，可考察不同因素条件对滴丸成形性的影响。

⑤ 根据药物的性质与使用、贮藏的要求，滴丸可以包糖衣或薄膜衣，也可以使用混合基质。

二、滴丸的质量检查

1. 外观

应呈球状，大小均匀，色泽一致，无粘连现象。

2. 重量差异

取滴丸供试品 20 丸，精密称定总质量，求得平均丸重后，再分别精密称定各丸的质量。每丸质量与平均丸重相比较,超出重量差异限度的丸剂不得多于 2 丸,并不得有 1 丸超出限度 1 倍。滴丸剂重量差异限度应符合《中国药典》2020 年版四部通则 0108 丸剂项下规定,如表 8-1 所示。

表 8-1 滴丸重量差异限度要求

标示丸重或平均丸重	重量差异限度
0.03g 及 0.03g 以下	±15%
0.03g 以上至 0.1g	±12%
0.1g 以上至 0.3g	±10%
0.3g 以上	±7.5%

3. 溶散时限

取滴丸供试品 6 丸,选择适当孔径筛网的吊篮(滴丸直径在 2.5mm 以下的用 0.42mm 的筛网;在 2.5~3.5mm 之间的用 1.0mm 的筛网;在 3.5mm 以上的用 2.0mm 的筛网),按照《中国药典》2020 年版四部通则 0921 崩解时限检查法中片剂项下不加挡板进行检查,应在 30min 内全部溶散,通过筛网。如有 1 丸不能全部溶散,应另取 6 丸,按上述方法复试,应符合规定。如有细小颗粒状物未通过筛网,但已软化且无硬心者可按符合规定论。

【实验结果与讨论】

① 描述制备的滴丸的外观情况。

② 记录滴丸的质量,计算平均丸重,计算重量差异(表 8-2)。

表 8-2 滴丸剂重量差异测定结果

序号	滴丸丸重/g	重量差异/%	序号	滴丸丸重/g	重量差异/%
1			11		
2			12		
3			13		
4			14		
5			15		
6			16		
7			17		
8			18		
9			19		
10			20		

20 丸总质量(g):_____,

平均丸重:_____(g/丸),

重量差异限度为_____,

重量差异限度检查结果_____。

③ 记录并分析滴丸溶散时限的测定结果。

④ 测定在不同影响因素条件下制备滴丸的质量，并讨论影响滴丸成形性的因素（表8-3）。

表 8-3　不同影响因素对滴丸成形性的影响

影响因素		圆整度	拖尾	粘连	总分
因素	数值				
滴速/(滴/min)					
滴距/cm					
冷却温度/℃					

滴丸的成形与基质种类、含药量、冷凝介质以及冷却温度等多种因素有关。

操作时应保持恒温，温度高时，药液的表面张力小，丸重减轻；温度低时，丸重增大。温度也影响溶液黏度，从而影响滴速。

液滴密度与冷凝液密度相差过大，沉降速度过快，不易得到球形滴丸，容易呈扁形。

冷凝液黏度较大或液滴密度与冷凝液之间密度相差不大，液滴下降速度慢，后面生成的小液滴可趁热合并进去。

冷却距离不足或冷却温度偏高，均使滴丸不能充分固化而相互粘连。

滴管口与冷凝液面的距离宜控制在 15cm 以内，距离过大的液滴与冷凝液面的碰撞力也较大，液滴容易散开而影响丸重。

液滴进入冷凝液中尚未凝固时要求冷凝液面能够较平静，使液滴沉降时不受任何方向力的影响而保持滴丸圆整。

滴丸含药量过高会在滴丸冷却成形或贮存后出现表面析晶现象。

【思考题】

① 滴丸剂有什么特点？应如何选择滴丸的基质？

② 滴制法制备滴丸时应注意哪些问题？

③ 滴丸的质量评价中，主要包括哪些项目？

【知识拓展】

二维码 8-1

（操作技能考核点）

二维码 8-2

（全自动滴丸机 SOP）

（黄越燕）

实验九　软膏剂的制备与体外释药试验

【实验目的】

① 掌握不同类型基质软膏剂的制备方法。

② 熟悉软膏剂的基质组成以及药物加入基质中的方法。

③ 掌握软膏剂中药物释放的测定方法，比较不同基质对药物释放的影响。

④ 了解软膏剂的质量评定方法。

【实验原理】

软膏剂是药物与适宜基质制成的具有适当稠度的均匀半固体外用制剂。软膏剂可在局部发挥润滑皮肤、保护创面和治疗的作用，也可通过透皮吸收后进入体循环发挥全身治疗的作用。

基质是软膏剂成形和发挥药效的重要组成部分，对软膏剂的质量、药物的释放和药物的吸收都有重要影响。软膏剂基质可分为三类：油脂性、乳剂型和水溶性基质。用乳剂型基质制备的软膏剂，称为乳膏剂。

软膏剂可根据药物与基质的性质、制备量及设备条件选择具体制备方法，主要有研合法、熔和法、乳化法。当软膏基质稠度适中，在常温下研磨即可与药物均匀混合，可用研合法；当软膏基质熔点不同，在常温下不能均匀混合，或主药可溶于基质，或药材需用基质加热浸取药材的有效成分，均采用熔和法；乳化法是乳膏剂制备的专用方法。

软膏剂制备时应注意：①选用油脂性基质时应纯净，否则应加热熔化后过滤除去杂质或干热灭菌后备用；②混合基质的熔点不同时，应先将高熔点的基质熔化，再加入低熔点的基质；③可根据含药量的多少或季节的不同，适量增减蜂蜡、石蜡、液状石蜡或植物油等用量，以调节软膏稠度；④制备乳膏时，油水两相混合的温度一般应控制在 70～80℃，且两相温度应基本相同，以免影响膏体细腻性；⑤乳膏制备时两相混合时搅拌速率不宜过慢使得乳化不完全，也不宜过快以免混入空气而使成品不易久贮。

软膏剂中药物的加入方法应根据药物和基质的性质选用。例如：①不溶性固体药物，应先将其粉碎成细粉（通过 6 号筛），与少量基质或液体组分研成糊状，再与其他基质研匀；或在不断搅拌下将药物细粉加入熔融基质中，继续搅拌至冷凝。②可溶于基质的药物，应溶解于相应基质中，油溶性药物溶于熔融的油脂性基质，水溶性药物用少量水溶解后，以羊毛脂吸收，再与其余基质混匀。③半固体黏稠性药物，如鱼石脂，有一定极性，不易混合凡士林，可先与等量蓖麻油或羊毛脂混合，再加到凡士林等油脂性基质中。④共熔组分，如樟脑、薄荷脑、麝香草酚等，可先研磨使其共熔，再与冷却至 40℃左右的基质混匀。⑤挥发性药物或热敏性药物，应使基质降低至 40℃以下时再添加，以减少破坏或损失。⑥中药浸出物，为液体（煎液、流浸膏等）时，先浓缩至稠膏状，再加入基质混匀，如为固体时，先用少量水或稀醇研成糊状，再与基质混匀。

软膏剂的质量评价是从有效性、安全性与稳定性三个方面进行的。软膏应均匀、细腻，具有适当的黏稠度，易涂布于皮肤和黏膜上且无刺激性，性质稳定，在储存过程中应无酸败、异臭、变色、变硬、油水分离等变质现象。

药物从软膏基质中的释放是影响软膏剂作用的重要因素，可通过研究药物从基质中的释放速度来评价软膏基质的优劣。常用的研究药物释放、穿透与吸收的测定方法有体内法、体外法和放射性示踪原子法等。

琼脂扩散法是比较简单易行的体外实验法，系采用琼脂（或明胶）凝胶为扩散介质，将软膏涂于含有指示剂的凝胶表面，放置一定时间后，测定药物与指示剂产生的色层高度（扩散距离），以此来比较药物自基质中释放的速度。扩散距离与时间的关系可用 Lockie 经验式表示：

$$Y^2 = KX$$

式中，Y 为扩散距离（mm）；X 为扩散时间（h）；K 为扩散系数（mm^2/h）。

以不同时间色层高度的平方（Y^2）对扩散时间（X）作图，应得到一条通过原点的直线。此直线的斜率即为 K，K 值反映了软膏中释放药物能力的大小。但由于体外试验条件与实际应用情况存在差异，因此体外测定的数据有一定的局限性，多数是比较性的，可作为选择软膏剂基质的实验手段之一。

水杨酸具有软化角质、抗真菌、止痒、抑菌等作用，通常制备成软膏剂，用于治疗各种浅部真菌感染、银屑病、鱼鳞病、老年性瘙痒症和角质增生等病症。本实验采用水杨酸为药物，制成不同类型基质的软膏剂，并采用琼脂扩散法测定其药物释放速度，以评价软膏基质的优劣。

【仪器与材料】

1. 仪器

电子天平、恒温水浴锅、恒温干燥箱、乳钵、蒸发皿、烧杯、温度计、玻璃棒、软膏刀、软膏板、试管、直尺、药匙、量杯等。

2. 材料

水杨酸（细粉，过100目）、羊毛脂、凡士林、液状石蜡、石蜡、羧甲基纤维素钠、甘油、苯甲酸钠、白凡士林、十八醇、单硬脂酸甘油酯、十二烷基硫酸钠、司盘80、乳化剂OP、尼泊金乙酯、蒸馏水、氯化钾、氯化钠、氯化钙、琼脂、三氯化铁试液等。

【实验内容】

一、水杨酸软膏（油脂性基质）

1. 处方

R　水杨酸　　　　　　　0.8g

　　羊毛脂　　　　　　　0.9g

　　凡士林　　　　　　　15.1g

2. 制法

取水杨酸置于研钵中研细。另取凡士林、羊毛脂置于蒸发皿中，水浴加热熔融后，待温度降至60℃左右，加入研细的水杨酸，边加边搅拌至冷凝，即得。

3. 用途与用法

具有抑制真菌、软化角质的作用。用于头癣、足癣及局部角质增生。外用。

4. 注解

① 水杨酸需先粉碎成细粉，避免接触金属器皿。

② 将熔融基质对药物粉末进行加液研磨，得到细腻的软膏。

二、水杨酸软膏（水溶性基质）

1. 处方

R　水杨酸　　　　　　　1.0g

　　羧甲基纤维素钠　　　1.2g

甘油	2.0g
苯甲酸钠	0.1g
蒸馏水	15.7mL

2. 制法

取羧甲基纤维素钠置于研钵中，加入甘油研匀，然后边研边将溶有苯甲酸钠的水溶液缓缓加入，使羧甲基纤维素钠溶胀后，研磨均匀使其完全分散，即得水溶性基质。

取水杨酸研细，分次加入水溶性基质中，研匀即得。

3. 用途与用法

具有抑制真菌、软化角质的作用。用于头癣、足癣及局部角质增生。外用。

4. 注解

① 羧甲基纤维素钠等高分子物质制备水溶液或水溶性基质时，应先将其撒在水面上，待其充分吸水溶胀后，再加热溶解，否则易黏结成团，水分子难以进入内部。若先用甘油研磨分散均匀后，再加水时则不易结成团块，溶解较快。

② 水杨酸细粉与基质混合，可在研钵中或软膏板上进行，注意等体积递增配研法混匀。

三、水杨酸软膏（O/W 型乳剂基质）

1. 处方

R	水杨酸	1.0g
	白凡士林	2.4g
	十八醇	1.6g
	单硬脂酸甘油酯	0.4g
	十二烷基硫酸钠	0.2
	甘油	1.4g
	尼泊金乙酯	0.04g
	蒸馏水	13.0mL

2. 制法

称取处方量的白凡士林、十八醇、单硬脂酸甘油酯置于蒸发皿中，于水浴加热至 70～80℃，搅拌使其熔化，为油相；另取十二烷基硫酸钠、甘油、尼泊金乙酯、蒸馏水置于另一烧杯中，于水浴上加热至 70～80℃，搅拌混匀，为水相；在同温下，将水相以细流状缓缓加入油相中，并于水浴上不断同向搅拌至呈乳白色半固体状，再在室温下搅拌至近冷凝。

取水杨酸研细，分次加入上述基质中，搅拌混匀即得。

3. 用途与用法

具有抑制真菌、软化角质的作用。用于头癣、足癣及局部角质增生。外用。

4. 注解

① 采用乳化法制备乳剂型基质时，油相水相混合前应尽可能保持温度接近，再将水相缓缓加入油相中，边加边搅拌，始终保持同一方向搅拌至乳膏基质形成。
② 单硬脂酸甘油酯为稳定剂、辅助乳化剂。

四、水杨酸软膏（W/O 型乳剂基质）

1. 处方

R	水杨酸	1.0g
	单硬脂酸甘油酯	2.0g
	石蜡	2.0g
	白凡士林	1.0g
	液状石蜡	10.0g
	司盘 80	0.1g
	乳化剂 OP	0.1g
	尼泊金乙酯	0.02g
	蒸馏水	3.8mL

2. 制法

称取处方量的单硬脂酸甘油酯、石蜡、白凡士林、液状石蜡、司盘 80 置于蒸发皿中，于水浴加热至 70~80℃，搅拌使其熔化，为油相；另取乳化剂 OP、尼泊金乙酯、蒸馏水置于另一烧杯中，于水浴上加热至 70~80℃，搅拌混匀，为水相；在同温下，将水相以细流状缓缓加入油相中，并于水浴上不断同向搅拌至呈乳白色半固体状，再在室温下搅拌至近冷凝。

取水杨酸研细，分次加入上述基质中，搅拌混匀即得。

3. 用途与用法

具有抑制真菌、软化角质的作用。用于头癣、足癣及局部角质增生。外用。

4. 注解

采用乳化法制备乳剂型基质时，油相水相混合前应尽可能保持温度接近，再将水相缓缓加入油相中，边加边搅拌，始终保持同一方向搅拌至乳膏基质形成。

五、水杨酸软膏体外释药试验

1. 含指示剂的琼脂凝胶的制备

（1）配制林格氏溶液　称取氯化钠0.85g，氯化钾0.03g，氯化钙0.048g，加蒸馏水至100mL，溶解即得。

（2）制备琼脂凝胶　在上述100mL林格氏溶液中加入2g琼脂，水浴加热煮沸使之溶解，趁热用纱布过滤除去悬浮杂质，冷至60℃时加入三氯化铁试液3mL，混匀，立即沿管壁小心导入事先预热的内径一致的4支小试管中，防止产生气泡，每管装量为距离试管上端约1cm（供装填软膏用），直立静置，室温冷却形成凝胶备用。

2. 软膏释药试验

在上述装有琼脂的试管上端空隙处，用药勺或软膏刀分别将已制备的三种不同基质的水杨酸软膏填装入内，每种软膏各填装1管，软膏应与琼脂表面密切接触，并装至与管口齐平。将试管直立置于37℃恒温箱中，于0.5h、1h、2h、3h、4h、8h、16h、24h时观察并测定药物向琼脂中渗透的距离（即变色区的高度）。

3. 注解

① 含指示剂的琼脂溶液应新鲜配制，切勿剧烈搅拌，以免产生大量气泡。可在60℃水浴中保温静置，以驱除溶液中的少量气泡。

② 琼脂溶液倾入试管时，温度不易过高，应保持试管垂直。避免冷却后凝胶体积收缩，形成凹面或斜面，影响药物扩散。所用试管选择以长度约10cm，口径1.5~2mm的规格为宜。

③ 填充软膏时，各试管装量应基本一致，注意与琼脂凝胶接触面及软膏层内部，均不得留有空隙或气泡。

【实验结果与讨论】

1. 观察描述四种软膏剂的外观

将制备的四种软膏分别涂布于皮肤上，评价是否均匀细腻，记录皮肤的感觉，再洗净。讨论比较各类基质软膏的黏稠性、涂布性、洗脱性。

2. 记录软膏释放试验的药物扩散区长度

将不同基质软膏剂在不同时间药物扩散区的长度填入表9-1中。以Y^2为纵坐标，t为横坐标作图或采用计算机线性回归，拟合一直线，求出K值（斜率）。K值越大，释药越快。从测得不同基质软膏剂的扩散系数K，比较各软膏基质的释药能力。

表 9-1　水杨酸软膏释放试验测定结果

扩散时间/h	显色高度/mm			
	油脂性基质	水溶性基质	O/W 乳剂型基质	W/O 乳剂型基质
0.5				
1				
2				
3				
4				
8				
16				
24				
扩散系数 K				

3. 稳定性试验

将各基质软膏均匀装入密闭容器中，编号后分别置于烘箱（40℃±2℃）、室温（25℃±2℃）、冰箱（6℃±2℃）中一个月，检查其黏稠度、失水程度、pH、色泽、均匀性以及霉败现象。

【思考题】

① 如何判断乳剂型软膏的类型？

② 油脂性、水溶性和乳剂型软膏基质的作用特点有哪些？

③ 影响软膏剂中药物释放的因素有哪些？

④ 软膏剂制备过程中药物的加入方法有哪些？

【知识拓展】

二维码 9-1　　二维码 9-2　　二维码 9-3　　二维码 9-4　　二维码 9-5
（软膏剂制备　（教学视频 9.1　（教学视频 9.2　（教学视频 9.3　（教学视频 9.4
操作技能　　　油脂性　　　　水溶性　　　O/W 型乳剂　W/O 型乳剂
考核点）　　　基质软膏）　　基质软膏）　　基质软膏）　　基质软膏）

（黄越燕）

实验十　栓剂的制备

【实验目的】

① 掌握热熔法制备栓剂的工艺和操作要点。
② 熟悉栓剂各类基质的特点及应用。
③ 熟悉置换价的意义、计算及测定方法。
④ 了解栓剂的质量评价。

【实验原理】

栓剂系指原料药物与适宜基质制成的供腔道给药的固体制剂。栓剂因使用腔道部位和作用的不同，其大小和形状各不相同，栓剂模具见图 10-1。常用的有肛门栓和阴道栓。

栓剂在常温下应具有适宜的硬度与韧性、无刺激性，塞入腔道后，应能融化、软化或溶散，并与分泌液混合，逐渐释放出药物，产生局部或全身作用。

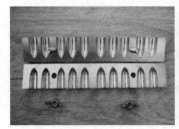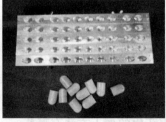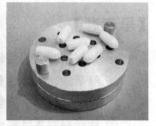

图 10-1　常用栓剂模具

栓剂基质可分为油脂性基质和水溶性基质两大类，油脂性基质有可可豆脂、半合成脂肪酸酯，水溶性基质有甘油明胶、聚乙二醇、泊洛沙姆、聚氧乙烯（40）硬脂酸酯等。栓剂中可根据需要加入表面活性剂、抗氧剂、抑菌剂等，使药物易于释放、吸收及提高稳定性。

栓剂的制备方法有热熔法（模制成型法）、冷压法（挤压成型法）、搓捏法，其中以热熔法应用最广泛。热熔法制备栓剂的工艺流程如图 10-2 所示。

制备栓剂时应注意：

① 环境洁净，容器、用具需经适宜方法清洁或灭菌。

② 在栓剂模孔内侧应提前涂以润滑剂，以便于脱模。油脂性基质的栓剂选用水性润滑剂（肥皂醑，即用软肥皂、甘油各 1 份及 95％乙醇 5 份制成的混合液），

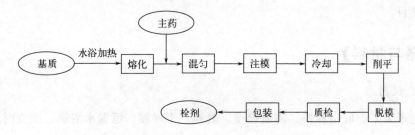

图 10-2 热熔法制备栓剂的工艺流程

水溶性基质的栓剂选用油性润滑剂（液状石蜡、植物油、硅油等）。

③ 栓剂中药物与基质应充分混合均匀，油溶性药物可直接溶于熔化的基质中，水溶性药物用少量水溶解后再以羊毛脂吸收后与基质混合，难溶性固体药物应先粉碎成细粉再混悬于基质。

④ 注模时，应使温度接近凝结温度，边搅边注，使药物分布均匀，防止沉积。

⑤ 成品置于 30℃ 以下密闭保存，注意避免受热、受潮或受压。

栓模的容积是固定的，由于药物和基质密度不同，其栓剂质量也有差异。在栓剂处方设计和制备时，为了确定基质用量以保证栓剂剂量的准确性，需要预测药物的置换价。置换价（f）为药物的质量与同体积基质质量之比值。如鞣酸对可可豆脂置换价为 1.6，即 1.6g 鞣酸与 1g 可可豆脂所占的体积相同。当药物与基质的密度相差较大或主药含量较高时，测定其置换价更有实际意义。

当基质与药物的密度已知时，置换价（f）＝ 药物密度/基质密度。

当基质与药物的密度未知时，置换价采取以下方法测定：取基质适量，用熔融法制成纯基质空白栓剂若干，称重并求出空白栓的平均栓重（G），再将一定量药物与基质混匀以同法同模具制成含药栓若干，称重并求出含药栓的平均栓重（M），含药栓的平均含药量为 W。则 $M-W$ 为含药栓中基质的质量，$G-(M-W)$ 为纯基质栓剂与含药栓剂中基质的质量之差，亦为与药物同体积的基质质量。

按照置换价的定义，其计算公式如下：

$$置换价(f) = \frac{W}{G-(M-W)}$$

f 求出后，则用下式计算制备 n 枚含药质量为 S 的栓剂所需要基质的质量 X：

$$X = \left(G - \frac{S}{f}\right) \times n$$

注意：同一种药物针对不同的基质有不同的置换价，谈及药物的置换价时，应指明基质类别。另外，实际生产投料时应注意损耗。

栓剂的质量评价包括外观、主药含量、重量差异、融变时限及体外溶出试验等评价项目。

【仪器与材料】

1. 仪器

电子天平、肛门栓模、阴道栓模、乳钵、干燥箱、恒温水浴锅、融变时限检查仪、刀片、烧杯、量杯、蒸发皿、药匙、称量纸等。

2. 材料

醋酸氯己定、聚山梨酯 80、冰片、乙醇、甘油、明胶、吲哚美辛、半合成脂肪酸酯、液状石蜡、肥皂醋、碳酸钠、硬脂酸、蒸馏水等。

【实验内容】

一、吲哚美辛栓（油脂性基质）

1. 处方

R　吲哚美辛（100 目）　　　　0.05g
　　半合成脂肪酸酯　　　　　　1.7g

2. 制法

欲制 10 枚栓剂，按照 13 枚处方量称取。

分别称取 0.65g 吲哚美辛，半合成脂肪酸酯 22.1g。将半合成脂肪酸酯置于蒸发皿中，水浴加热至熔化（40℃）。将吲哚美辛置于乳钵中研细后，分次加入熔融的半合成脂肪酸酯中，搅拌均匀至近凝时，注入已涂有润滑剂（肥皂醋）的栓模中，冷却固化后，削去栓模上溢出的部分，脱模，小心取出，包装即得。

3. 用途与用法

本品为消炎镇痛药，适用于风湿性关节炎、类风湿关节炎、强直性脊柱炎、骨关节炎及急性痛风发作等。肛门塞入给药。

4. 注解

① 栓剂制备时应考虑生产损耗，适当增加投料量。

② 吲哚美辛易氧化变色，混合时基质温度不宜过高。

③ 注模时混合物的温度应适宜，若温度过低，造成栓剂分层凝固，不能一次成型；若温度过高，冷却时易发生栓剂中空和顶端凹陷，且温度太高时药物易沉降，影响药物含量均匀度。应待近凝时，混合物黏稠度较大时进行注模。

④ 注模应沿着边缘连续注入，一次性完成，注至稍微溢出模口为度，否则冷却后基质收缩造成栓剂不完整。

⑤ 注模后，栓模置于适宜温度下冷却一段时间，若冷却温度不足或时间过短，易发生粘模；若冷却温度过低（如置于冰箱）或时间过长，会加快凝固，但脱模时易出现栓剂破碎或中空凹陷。

⑥ 本处方为油脂性基质，因此选择水性润滑剂。肥皂醑是以软肥皂∶甘油∶95％乙醇按1∶1∶5混合制备的溶液。涂抹润滑剂前应将栓模洗净、擦干、拆开，用刷子蘸取少许润滑剂，涂抹于栓孔中，组装栓模，倒置备用。

二、醋酸氯己定栓（水溶性基质）

1. 处方

R	醋酸氯己定	0.20g
	聚山梨酯80	1.0g
	冰片	0.05g
	乙醇	2.5mL
	甘油	26.0g
	明胶	8.0g
	蒸馏水	14.0mL

2. 制法

取处方量的明胶置于已称重的蒸发皿中（连同玻璃棒一起称重），加蒸馏水20mL浸泡30min，待明胶膨胀变软，在水浴上加热使明胶溶解，得明胶溶液。再加入甘油，轻轻搅拌使其混匀，继续加热使内容物质量达到46～48g为止。

另取醋酸氯己定溶于聚山梨酯80中，冰片溶于乙醇中，在搅拌下将两液混合均匀后，再将其加入上述甘油明胶溶液中，搅拌均匀，趁热注入已涂有润滑剂（液体石蜡）的栓模中，冷却凝固，削去溢出部分，脱模即可。

3. 用途与用法

本品用于治疗宫颈糜烂、阴道炎。阴道塞入给药。

4. 注解

① 甘油明胶多用作阴道栓剂基质，是由甘油、明胶、水三者按一定比例组成的。按不同比例组合，可得到不同软硬度的透明的基质，具有弹性，在体温时不熔融，但能缓慢溶于体液中释放药物，故作用缓和而持久。其溶解速度与明胶、甘油和水的比例有关，甘油和水含量高时易溶解。甘油同时具有保湿作用。

② 明胶为高分子物质，必须先用水浸泡，使其充分溶胀，方能加热使其熔化。在加热熔化明胶及后续蒸发水分的过程中，应不断轻轻搅拌，切勿剧烈搅拌，以免胶液中产生不易清除的气泡，影响成品外观和质量。

③ 醋酸氯己定在水中略溶（溶解度 1.9∶100），聚山梨酯 80 为表面活性剂，可使醋酸氯己定均匀分散在基质中。注意醋酸氯己定不得与阳离子表面活性剂、甲酸、碘、高锰酸钾等配伍。乙醇溶解冰片利于与其他药物混合均匀。

④ 实验过程中基质蒸发水分需要较长时间，须按处方量控制水分蒸发。水分过多，栓剂太软；水分太少，栓剂太硬。

⑤ 本处方主药按照醋酸氯己定 0.02g/粒计算，栓模选择 5g。若栓模为其他规格，基质用量需相应改动。

⑥ 本品为棕黄色透明的栓剂，有一定硬度和弹性。

三、甘油栓（水溶性基质）

1. 处方

R 甘油　　　　　　　　16.0g（相对密度 1.25）

　碳酸钠　　　　　　　0.4g

　硬脂酸　　　　　　　1.6g

　蒸馏水　　　　　　　2.0mL

2. 制法

称取硬脂酸 1.6g 置于乳钵中，研磨成细粉备用。

称取 0.4g 干燥碳酸钠置于蒸发皿中，加入 2.0mL 蒸馏水，搅拌使溶解，加入 16.0g 甘油混合后，置于水浴上加热，缓慢分次加入 1.6g 锉细的硬脂酸粉末，边加边搅拌，待泡沸停止、溶液澄明后，停止加热。趁热注入已涂有润滑剂（液状石蜡）的栓模中，冷却凝固，削去溢出部分，脱模即得。

3. 用途与用法

本品可润滑并刺激肠壁，使大便软化且易于排出，适用于治疗小儿或年老体弱者的便秘。肛门塞入给药。

4. 注解

① 处方中硬脂酸与碳酸钠发生皂化反应，生成的钠肥皂，其化学反应为：

$$2C_{17}H_{35}COOH + Na_2CO_3 \longrightarrow 2C_{17}H_{35}COONa + CO_2 \uparrow + H_2O$$

甘油栓中含有大量甘油（90%～95%），与皂化反应生成的钠肥皂混合，凝结成硬度适宜的块状基质，二者均具有轻泻作用。

② 制备时，水浴要保持沸腾，蒸发皿底部应接触水面。硬脂酸细粉应少量分次加入，与碳酸钠充分反应，使皂化反应充分进行。皂化反应生成 CO_2，务必待除尽气泡，溶液澄明后，才能停止加热，再注模，否则冷却凝固后栓剂内含有 CO_2 形成气泡空洞，影响栓剂质量和外观。

③ 成品水分含量不宜过多，因肥皂在水中呈胶体，水分过多会造成成品浑浊。

④ 本品为白色或几乎无色的透明或半透明栓剂。

四、栓剂质量检查

1. 外观性状

观察栓剂的外观是否完整光滑、色泽是否一致，有无起霜或变色，有无斑点或气泡。

2. 重量差异

按照《中国药典》2020 年版四部附录 0107 栓剂项下重量差异检查法进行。凡规定检查含量均匀度的栓剂，一般不再进行重量差异检查。

检查方法：取栓剂 10 粒，精密称定总质量，求得平均粒重后，再分别精密称定每粒的质量。将每粒质量与平均粒重比较（有标示粒重的中药栓剂，每粒质量应与标示粒重比较），超出重量差异限度的栓剂不得多于 1 粒，并不得超出限度的 1 倍。表 10-1 为栓剂的重量差异限度。

表 10-1　栓剂的重量差异限度

栓剂的平均质量	重量差异限度
≤1.0g	±10%
>1.0g，≤3.0g	±7.5%
>3.0g	±5%

$$重量差异 = \frac{每粒质量 - 平均粒重}{平均粒重} \times 100\%$$

注意要点：若栓剂表面沾有较多润滑剂，应在称量前先用纸巾吸去。

3. 融变时限

按照《中国药典》2020 年版四部附录通则 0922 融变时限检查法进行。本法系用于检查栓剂、阴道片等固体制剂在规定条件下的融化、软化或溶散情况。

仪器装置：融变时限测定仪。由透明的套筒与金属架组成（图 10-3）。

检查方法：取栓剂 3 粒，在室温放置 1h 后，分别放在 3 个金属架的下层圆板上，装入各自的套筒内，并用挂钩固定。除另有规定外，将上述装置分别垂直进入盛有不少于 4L 的 37.0℃±0.5℃ 水的容器中，其上端位置应在水面下 90mm 处。

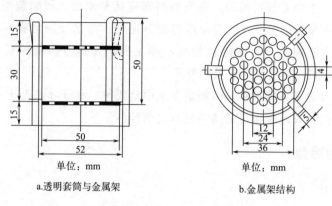

a.透明套筒与金属架　　　　　b.金属架结构

图 10-3　栓剂融变时限测定仪装置

容器中装一转动器，每隔 10min 在溶液中翻转该装置一次。

结果判定：除另有规定外，脂肪性基质的栓剂 3 粒均应在 30min 内全部融化、软化或触压时无硬心；水溶性基质的栓剂 3 粒均应在 60min 内全部溶解。如有 1 粒不符合规定，应另取 3 粒复试，均应符合规定。

4. 其他

按照《中国药典》2020 年版四部附录 0107 栓剂项下相关规定进行膨胀值检查（阴道膨胀栓）、微生物限度检查等。

五、置换价计算与处方设计

拟以乙酰水杨酸、混合脂肪酸酯为原料，指定某一种栓模，制备肛门栓剂。

① 制备空白栓。称取混合脂肪酸酯 9g 置于蒸发皿，水浴加热熔化后注模，冷却削平后，脱模得纯基质空白栓剂 3 粒，其平均栓重为 2.12g。

② 制备含药栓。称取 3g 乙酰水杨酸研细，称取 6g 混合脂肪酸酯置于蒸发皿，水浴加热熔化后，将乙酰水杨酸细粉加入混匀，注模，冷却削平后，脱模得含药栓剂 3 粒，其平均栓重为 2.35g。

③ 求乙酰水杨酸的混合脂肪酸酯的置换价。

④ 以上述相同栓模，制备乙酰水杨酸肛门栓 5 粒，每粒含有乙酰水杨酸 0.2g，计算每粒栓剂中需要混合脂肪酸酯的量。制备 5 枚栓剂，乙酰水杨酸和混合脂肪酸酯需要各投料多少？

【实验结果与讨论】

① 描述制备的栓剂的外观、形状，观察是否有气泡，尾部是否有凹陷，并分

析原因。

② 记录吲哚美辛栓剂质量数据，填入表 10-2，判断结果，并分析可能产生重量差异超限的原因。

表 10-2 栓剂重量差异检查结果

编号	栓重/g	重量差异/%	药品名称：
1			平均栓重：
2			
3			
4			重量差异超限的粒数：
5			
6			
7			评价及原因分析：
8			
9			
10			

③ 记录醋酸氯己定栓剂的融变时限测定结果，并分析。

【思考题】

① 醋酸氯己定为何选用甘油明胶基质？制备时应注意什么问题？
② 栓剂为什么要测定融变时限？
③ 甘油栓的制备原理是什么？写出硬脂酸与碳酸钠的反应式。
④ 热熔法制备栓剂时所使用的润滑剂应如何选择？
⑤ 什么是置换价？计算置换价的意义是什么？

【知识拓展】

二维码 10-1
（栓剂制备操作
技能考核点）

二维码 10-2
（栓剂融变
时限的检查）

（黄越燕）

实验十一　微囊的制备

【实验目的】

① 掌握单凝聚法和复凝聚法制备微囊的基本原理、工艺及其操作要点。
② 了解微囊的质量要求及评价方法。
③ 了解影响微囊成型的条件、影响因素。

【实验原理】

微囊系指利用天然或合成的高分子材料（囊材），将固体药物或液体药物（囊心物）包裹而成的微型胶囊，其粒径一般为 $1\sim250\mu m$。药物制成微囊后，具有缓释、提高药物稳定性、掩盖药物不良气味、降低药物对胃肠道的刺激性、减少复方的配伍禁忌、改善药物的流动性和可压性、使液体药物固体化等作用。根据临床需要可将微囊继续制成散剂、胶囊剂、片剂、注射剂、软膏剂等剂型。

微囊的制备方法很多，可归纳为物理化学法、化学法及物理机械法三大类。可根据药物和囊材的性质、制备条件、微囊的粒径及释放性能等不同要求而加以选择。其中物理化学法中的单凝聚法、复凝聚法是制备微囊的常用方法。

单凝聚法制备微囊的原理，是利用凝聚剂（强亲水性电解质或非电解质，如小分子极性较强的醇）与高分子囊材溶液水合膜中的水分子结合，致使囊材的溶解度降低，在搅拌条件下自体系中凝聚成囊而析出。这种凝聚是可逆的，一旦解除促凝聚条件（如加水稀释），就可以发生解凝聚现象，需要根据囊材性质进行固化。

复凝聚法制备微囊的原理，是利用一些高分子亲水性胶体带有电荷的性质，将两种或两种以上带相反电荷的高分子胶体溶液混合时，因电荷中和而产生凝聚。当药物分散（混悬或乳化）在囊材溶液体系中时，囊材相互交联，包在药物粒子周围形成微囊，自溶液中析出，此时微囊较松软。当降低体系温度达到胶凝点以下时，则微囊逐渐胶凝、硬化，再加入甲醛使囊膜变性固化而得到微囊。

本实验以鱼肝油为液态囊心物，明胶-阿拉伯胶为囊材，水为介质。阿拉伯胶为多聚糖，在水溶液中解离形成—COO^-，具有负电荷。明胶为蛋白质，分子结构中的氨基酸在水溶液中解离形成—NH_4^+ 与—COO^-，当 pH 低于等电点时，—NH_4^+ 数目多于—COO^-，反之当 pH 高于等电点时，—COO^- 数目多于—NH_4^+，两种电荷相等时的 pH 即为等电点。pH 在其等电点（pH 7~9）以上时，明胶分子带负电，在等电点以下带正电。A 型明胶由酸法水解制得，在 pH 4~4.5 时其正电荷达到最高量。因此当囊心物（鱼肝油）分散其中时，调节溶液 pH 至 4～4.5，带正电的明胶与带负电的阿拉伯胶互相交联结合形成不溶性复合物，包裹在药物周围，自溶液中凝聚析出成囊。

制备微囊时所用的囊材品种、胶液浓度、pH、制备温度及搅拌速度等因素对成囊过程和微囊质量均有重要影响。因此在制备时应严格控制成囊条件。固化剂的品种、用量及 pH 等因素，对囊膜的固化程度和强度也有重要影响。微囊的质量评价包括形状、粒径、药物含量、包封率、释药速度、有机溶剂残留量等。

【仪器与材料】

1. 仪器

托盘天平、恒温水浴锅、磁力搅拌器、高速剪切机或组织捣碎机、制冰机、真空泵、显微镜、铜锅、烧杯、抽滤瓶、滤纸、pH 试纸、离心机、激光粒度分析仪等。

2. 材料

吲哚美辛、鱼肝油、明胶、阿拉伯胶、醋酸、硫酸钠、甲醛、戊二醛、氢氧化钠、蒸馏水等。

【实验内容】

一、单凝聚法制备吲哚美辛微囊

1. 处方

R	吲哚美辛	2g
	明胶	2g
	10%醋酸溶液	适量
	40%硫酸钠溶液	适量
	37%甲醛溶液	2.4mL
	蒸馏水	适量

2. 制法

① 制备明胶溶液：称取明胶 2g 置于烧杯中，加适量蒸馏水（约 10mL）浸泡溶胀后，于 50℃水浴加热，用 50℃热水稀释至 60mL，搅匀，备用。

② 配制 40%硫酸钠溶液：称取无水硫酸钠 36g，加蒸馏水 90mL 混匀，于

50℃水浴溶解，保温备用。

③ 配制硫酸钠稀释液：根据成囊系统中所含硫酸钠浓度（如为 $a\%$），再增加 1.5%，以 $(a+1.5)\%$ 计算得稀释液浓度，再计算 3 倍于系统总体积所需硫酸钠的质量。重新称量硫酸钠，配成该浓度后，温度保持在 $10\sim15℃$。

④ 制备微囊：称取吲哚美辛 2g 在乳钵中研细后置于烧杯中，加入上述 60mL 明胶溶液混匀。加入搅拌子，开启磁力搅拌，用 10% 醋酸调节 pH 至 $3\sim4$，取样少许于载玻片上，于显微镜下观察，并记录结果。

将上述混悬液置于 50℃ 恒温水浴中，搅拌下缓慢滴加 40% 硫酸钠，至显微镜下观察已凝聚成囊，记录硫酸钠溶液用量。计算系统中硫酸钠的浓度，以及硫酸钠稀释液浓度，并配制稀释液。

在搅拌下将成囊系统体积 3 倍的硫酸钠稀释液倒入成囊系统中，使凝聚囊稀释分散，静置待微囊沉降，倾去上清液，用硫酸钠稀释液洗涤 $2\sim3$ 次，除去多余明胶，即可得沉降囊。

⑤ 囊膜固化：再将微囊混悬于 300mL 硫酸钠稀释液中，换成冰水浴降温至 $5\sim10℃$，再加 37% 甲醛溶液 2.4mL，搅拌 15min，加 20% NaOH 调节 pH 至 $8\sim9$，继续搅拌 1h，充分静置待微囊沉降完全后，倾去上清液，抽滤，用蒸馏水抽洗至洗出液无甲醛为止，抽干，即得。

3. 注解

① 为避免离子干扰凝聚，制备及荡洗容器均应使用蒸馏水。

② 根据生产方法不同，明胶分为 A 型和 B 型。A 型明胶的等电点为 pH $7\sim9$，B 型明胶的等电点为 pH $4.7\sim5$。单凝聚法制备微囊，A、B 型均可。

③ 制备明胶溶液，需先经过充分溶胀，再加热溶解。

④ 40% 硫酸钠溶液在温度低时会析出晶体，配好后应加盖于 50℃ 保温备用。

⑤ 硫酸钠稀释液的浓度非常重要，在凝聚成囊并不断搅拌下，立即计算出稀释液的浓度。浓度过高或过低时，会导致凝聚囊粘连成团或溶解。

例如，成囊已经用去 40% 硫酸钠溶液 21mL，原微囊混悬体积为 60mL，则凝聚系统中体积为 81mL，其硫酸钠浓度为 $(40\%\times21\text{mL})/81\text{mL}=10.4\%$，增加 1.5%，即 $(10.4+1.5)\%=11.9\%$ 就是稀释液的浓度。需重新配制 11.9% 的硫酸钠溶液 243mL。

⑥ 成囊后加入稀释液稀释后，用稀释液反复清洗时，只需倾去上清液，不需过滤，目的是除去未凝聚完全的明胶，以免加入固化剂时明胶交联形成胶状物。

⑦ 在 $5\sim10℃$ 加入甲醛固化，可提高固化效率。固化完成后应将甲醛洗净，避免其毒性。

二、复凝聚法制备鱼肝油微囊

1. 处方

R 鱼肝油　　　　　　　2.5g
　　阿拉伯胶　　　　　　2.5g
　　A 型明胶　　　　　　2.5g
　　37％甲醛　　　　　　2mL
　　10％醋酸　　　　　　适量
　　20％氢氧化钠溶液　　适量
　　蒸馏水　　　　　　　适量

2. 制法

① 制备明胶溶液：称取 A 型明胶 2.5g 置于烧杯中，用蒸馏水适量浸泡待膨胀后，50℃水浴加热至溶解，加水至 50mL，搅匀，50℃保温备用。

② 制备鱼肝油乳剂：取蒸馏水 40mL 置于小烧杯中，称取 2.5g 阿拉伯胶粉末分次撒于液面上，待粉末润湿溶胀后，搅拌溶解，加水至 50mL，搅匀备用。称取鱼肝油 2.5g 加入上述阿拉伯胶溶液中，在高速剪切机或组织捣碎机中快速乳化 2min，得鱼肝油乳剂备用（亦可采用干胶法制备鱼肝油乳剂）。点样 a 于载玻片上，在显微镜下观察乳剂形态。

③ 制备微囊：将鱼肝油乳剂转移至 500mL 大烧杯中，置于 50℃水浴中保温，加入搅拌子，开启磁力搅拌。将明胶溶液在搅拌下加入烧杯中，滴加 10％醋酸溶液调节 pH 至 4 以下（pH 3.2～3.8 为宜）。点样 b 至载玻片上于显微镜下观察至微囊形成。

④ 微囊固化：保持不断搅拌下，加入 30℃的蒸馏水 200mL 稀释微囊液，点样 c 至载玻片上于显微镜下观察微囊。撤去恒温水浴装置，烧杯自然冷却至 32～35℃时，转移至冰水浴中，不停搅拌使内容物急速冷却至 5～10℃。

保持不断搅拌和温度低于 10℃，加入 37％甲醛溶液 2mL（用蒸馏水稀释 1倍），搅拌 15min，用 20％氢氧化钠溶液调节 pH 至 8～9，继续搅拌冷却 1h。点样 d 至载玻片上于显微镜下观察微囊形态。

⑤ 收集微囊：烧杯静置至微囊沉降完全。倾去上清液，抽滤，微囊用蒸馏水洗至无甲醛气味，pH 近中性，抽干即得微囊，称重（湿重）。

另外，也可加入 3％～6％的辅料（如淀粉、糊精等）制软材，过 16 目筛制粒，50℃以下干燥，得微囊颗粒，称重，计算收率。

3. 注解

① A 型明胶的等电点为 pH 7～9，B 型明胶的等电点为 pH 4.7～5。复凝聚法

制备微囊所用的明胶为 A 型。

② 明胶溶液、阿拉伯胶溶液的配制过程需先经过充分溶胀，再溶解。

③ 用 10% 醋酸调节 pH 是操作关键，当 pH 接近 4 时，应逐滴滴入，随时取样在显微镜下观察微囊形成与否。当降温接近凝固点时，微囊容易粘连，故应不断搅拌并加水稀释。

④ 制备微囊的搅拌速度应适中，太快微囊变形，太慢微囊粘连成团。应以产生泡沫最少为度，必要时加几滴戊醇或辛醇消泡，可提高收率。制备全程切勿停止搅拌。

⑤ 用氢氧化钠调节至碱性，可增强甲醛与明胶的交联作用，缩短固化时间，使凝胶的网状结构孔隙缩小而提高热稳定性，有利于微囊长久保持囊形。

⑥ 微囊不可室温或低温烘干，以免黏结成块，可在 50℃ 左右烘干。欲得固体，可加辅料制成颗粒；欲得其他剂型，可暂时混悬于蒸馏水中。

亦可将微囊混悬液在搅拌下用硅胶管经蠕动泵连接喷雾干燥机的入口，调节蠕动泵速度，控制喷雾干燥机进风温度 120℃，出风温度 70℃，在旋风分离器内收集干燥粉末。

⑦ 本品在显微镜下观察应为圆球形或椭圆形的封闭囊状物。

三、微囊的质量评价

1. 镜下观察微囊形态

在显微镜下观察微囊形状、大小、分散是否均匀、囊壁厚薄等情形。

2. 测定微囊的平均粒径及分布

取少许湿微囊，加蒸馏水分散，置于载玻片上，盖上盖玻片（除尽气泡），在带刻度标尺目镜的光学显微镜下，人工计数 200 个微囊的粒径。

称取微囊样品 1g，悬浮于 10mL 蒸馏水中，超声波分散后，用激光粒度分析仪测定粒径。

【实验结果与讨论】

① 绘制微囊制备的各阶段（a 样、b 样、c 样、d 样）在显微镜下的形态图，分析说明其变化的原因。

② 人工计数 200 个微囊的粒径，绘制微囊粒径分布直方图。或用激光粒度分析仪测定粒径。

【思考题】

① 微囊的形状及大小与哪些因素有关？如何控制？

② 用明胶-阿拉伯胶复凝聚法包囊时，为什么应选用 A 型明胶？

③ 用单凝聚法和复凝聚法制备微囊时，药物必须具备什么条件？

④ 复凝聚法制备微囊的工艺关键点是什么？

【知识拓展】

二维码 11-1

（微囊制备操作

技能考核点）

二维码 11-2

（微囊显微

镜下图片）

二维码 11-3

（教学视频 11.1

干胶法制备鱼肝油乳剂）

（黄越燕）

实验十二 微球的制备

【实验目的】

① 掌握乳化交联法制备微球的基本原理与方法。

② 了解微球粒径、形态、载药量等质量检测的方法。

【实验原理】

微球是指药物溶解、分散、被吸附在高分子材料基质中而形成的骨架型微小球状实体，其粒径大小不等（1～250μm），但一般较小（1～5μm）。微球在制剂过程中是一个中间体，可根据需要制成混悬剂供注射或口服使用，或制成其他剂型。微球的特点是：使药物浓集于靶区，提高疗效，降低毒副作用；具有缓释、控释的性能；提高药物的稳定性；等等。

微球的载体材料很多，主要分为天然高分子、半合成高分子、合成高分子三大类，常用的有明胶、白蛋白、乙基纤维素、壳聚糖、聚乳酸等。载体材料的选择取决于动静脉注射部位、栓塞部位、预期栓塞的时间、载药量等多种因素。明胶为非特异性蛋白质，价廉易得，固化后机械强度好，化学性质稳定，遇水不溶胀，载药量较大，是较好的微球材料之一。

根据载体材料的性质、微球的释药性能及临床给药途径，可选择不同的微球制备方法。目前微球制剂常用的制备方法有乳化交联法、乳化-加热固化法、液中干燥法、喷雾干燥法等。乳化交联法是利用带有氨基的高分子材料易和其他化合物相应的活性基团发生反应的特点，交联制得微球。乳化-加热固化法是利用蛋白质遇热变性凝固的性质制备微球。液中干燥法是将不相混溶的两相通过机械搅拌或超声乳化的方式制成乳剂，内相溶剂挥发除去，成球基质材料析出，固化成微球。喷雾干燥法是将药物分散在白蛋白材料的溶液中，用喷雾法将此混合物喷入热气流中使液滴干燥固化得到微球。本实验以氟尿嘧啶（5-FU）为药物，以明胶为载体，通过乳化交联法制备5-FU明胶微球。

氟尿嘧啶，分子量130.08，略溶于水，微溶于乙醇，是临床应用广泛的抗代谢类肿瘤药物，用于消化道癌及其他实体瘤的治疗，将其制成微球后可发挥缓释作用，既能维持有效浓度，又能降低毒副作用。将药物混悬在明胶溶液中，作为分散相，以液状石蜡作为连续相，司盘-80为乳化剂，制成W/O型乳剂，用戊二醛作化学交联剂交联固化、异丙醇脱水后，经抽滤、洗涤、干燥，即得氟尿嘧啶明胶微球。

微球的固化是利用醛羰基与蛋白质分子中的氨基的交联反应，常用固化剂为甲醛和戊二醛。甲醛通常在水中以水合甲醛（$HO—CH_2—OH$）的形式存在，在弱碱性环境中，反应活性高，但易挥发，毒性大。戊二醛交联可在中性环境中进行，但效果稍逊于甲醛，常于药物或工艺条件不适合甲醛的情况时使用。由于氟尿嘧啶可与甲醛结合，故采用戊二醛作交联剂制备微球。

评价微球质量的指标有微球的形态、粒径及分布、载药量及包封率、释药速率、体内分布及稳定性考察、有机溶剂残留量、突释效应或渗漏率、表面特性、生物相容性及生物降解性等。其中，载药量＝（微球中的药物含量/微球质量）×100％。

【仪器与材料】

1. 仪器

电子天平、磁力搅拌器、光学显微镜、恒温水浴锅、超声仪、制冰机、真空泵、激光粒径仪、烧杯、铜锅、抽滤装置等。

2. 材料

氟尿嘧啶、明胶、司盘-80、25％戊二醛、异丙醇、液状石蜡、乙醚、蒸馏水等。

【实验内容】

一、微球的制备

1. 处方

R　氟尿嘧啶　　　　　　1.0g

　　明胶　　　　　　　　1.0g

　　司盘-80　　　　　　　1mL

　　25％戊二醛　　　　　0.2mL

　　液状石蜡　　　　　　40mL

　　异丙醇　　　　　　　适量

　　乙醚　　　　　　　　适量

　　蒸馏水　　　　　　　适量

2. 制法

① 明胶溶液的配制。称取明胶1.0g，加水适量浸泡溶胀后，50℃水浴加热溶解，加水至10mL，得10％浓度的明胶溶液，50℃保温备用。称取1.0g氟尿嘧啶，加入明胶溶液中，超声5min使其分散均匀，得到含药物的明胶溶液。

② 含药明胶微球的制备。量取40mL液状石蜡置于500mL大烧杯中，置于50℃恒温水浴下，加入搅拌子，开启磁力搅拌，先加入司盘-80乳化剂1mL混匀，在急速搅拌下将含药物的明胶混悬液慢慢滴入，持续乳化15～20min后，形成W/O型乳剂。点样a至载玻片上，于显微镜下观察乳滴的形成。

撤去水浴，换成冰浴，急速降温至0～4℃，低温低速搅拌10min，逐滴加入25％戊二醛0.2mL，继续搅拌交联1h。

静置2h或以2000～3000r/min离心破乳，微球析出。倾去上清液，沉淀用少量异丙醇离心洗涤2次。点样b至载玻片上，于显微镜下观察微球的形成。抽滤收集微球，用少量乙醚洗涤3次，抽干，转移微球于滤纸上，挥干即得。点样c至载玻片上，于显微镜下观察微球。

3. 注解

① 明胶溶液的配制过程需先经过充分溶胀，再加热溶解。

② 形成乳剂的阶段不可停止搅拌，搅拌速率影响微球粒径，高速搅拌下可形成粒径约10μm的微球，但搅拌速度以不产生大量泡沫和漩涡为度。乳化搅拌时间

不宜过长，否则分散液滴碰撞机会增加，液滴粘连而增大粒径。

③ 适当降低明胶溶液浓度、升高温度、加快搅拌速度和提高司盘-80的加入量均可减小微粒粒径。

④ 离心破乳的转速应为 2000～3000r/min，太低不能破乳，太高时温度升高，可使微球粘连。

⑤ 微球抽滤时，应用吸管将少量有机溶剂均匀滴入布氏漏斗内的微球中，稍后，再抽干，重复数次。

二、微球的质量检查

1. 产率

收集微球称重，放置于盛有氯化钙的干燥器中。根据下式计算产率。

$$产率＝（微球质量/溶液中总的固形物质量）×100\%$$

2. 形态

描述微球性状。取微球少许，均匀涂布于载玻片上，滴加一滴蒸馏水（或生理盐水）分散均匀，用光学显微镜观察微球颗粒的形态，绘制微球制备各阶段（样a、样b、样c）在显微镜下的形态图。

3. 粒径

同"2. 形态"的操作，用带刻度标尺目录的光学显微镜人工计数 200 个微球的粒径。

或同微囊操作，用激光粒度测定仪对微球粉末进行粒度测定。

【实验结果与讨论】

① 计算微球的产率。

② 观察微球形态，绘制微球制备各阶段（样 a、样 b、样 c）在显微镜下的形态图。

③ 记录显微镜下微球的最大粒径。将粒度测定仪测得的微球粒径与显微镜观察的粒径结果比较。

【思考题】

① 乳化交联法制备微球的工艺流程是什么？

② 用甲醛或戊二醛作交联剂有何异同？

③ 影响微球载药量的因素有哪些？

【知识拓展】

二维码 12-1

（操作技能考核点）

二维码 12-2

（微球镜下图片）

二维码 12-3

（激光粒度分析仪的使用）

（黄越燕）

实验十三　包合物的制备

【实验目的】

① 掌握饱和水溶液法制备包合物的工艺。

② 掌握计算包合物收率及挥发油包合物的含油率方法。

③ 了解 β-环糊精的性质、应用，了解包合物形成的验证方法。

【实验原理】

包合物是一种分子被包嵌于另一种分子的空穴结构内形成的特殊复合物。包合材料（主分子）具有较大空穴结构，足以将药物（客分子）容纳在内，通常以 1:1 的比例形成分子囊。

药物经包合后，具有以下优点：①增加药物溶解度和生物利用度；②提高药物稳定性；③液态药物粉末化，防止挥发性成分挥发；④掩盖药物的不良臭味，降低刺激性；⑤调节药物释放速度，达到缓释效果。

常用的包合材料是环糊精，是一类由 6～12 个葡萄糖分子通过 α-1,4-糖苷键连接而成的环状低聚糖化合物，为中空圆筒状结构，筒状结构内部呈疏水性，开口处呈亲水性。常见的有 α、β、γ 三种，分别由 6、7、8 个葡萄糖分子构成。其中，β-环糊精（图 13-1）空穴大小合适，水中溶解度最小，最容易从水中析出结晶，便于分离，口服毒性很低，因此应用最广泛。

包合物的形成及其稳定性，取决于环糊精和药物的立体结构以及两者的极性，药物分子必须与环糊精空穴的形状和大小相适应。包合是单纯的物理过程，包合物的稳定性取决于主客分子间范德瓦耳斯力的强弱。在不同的包合条件（主客分子比

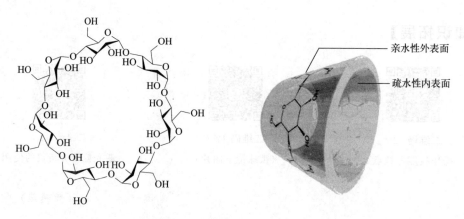

亲水性外表面

疏水性内表面

图 13-1 β-环糊精及其衍生物的结构图

例、温度、附加剂、pH）下，包合物存在较大的可变性，控制最佳包合条件是提高包合量及包合物稳定性的关键。

　　环糊精包合物的制备方法有：饱和水溶液法、研磨法、超声波法、喷雾干燥法、冷冻干燥法。以饱和水溶液法最常用，其工艺流程是：在 β-CD 的饱和水溶液中加入药物，搅拌混合 30min 以上（不溶性药物可先用少量有机溶剂溶解）→加入某些有机溶剂或降低温度使包合物析出→选择合适的溶剂洗涤，干燥。制备过程中包合温度、药物与环糊精的配比、搅拌时间等因素均影响包合率。

　　包合物的验证主要是鉴别药物是否已被环糊精包入空穴以及包合的方式，可采用显微镜、相溶解度法、X 射线衍射、红外光谱、核磁共振、差热分析、薄层色谱等一系列方法加以验证。

　　包合物的含油率、油的利用率及包合物的收率，是评价包合效果的重要指标，其计算公式如下：

　　　　包合物的含油率＝［包合物中实际含油量(g)／包合物量(g)］× 100％
　　　　包合物中油的利用率＝［包合物中实际含油量(g)／投油量(g)］× 100％
　　包合物的收率＝{包合物的量(g)／［油的投入量(g)＋环糊精投入量(g)］}× 100％

【仪器与材料】

1. 仪器

　　托盘天平、恒温水浴磁力搅拌器、抽滤装置、真空泵、离心机、电炉、水浴锅、干燥箱、超声波清洗仪、紫外分光光度计、荧光灯、集热式磁力搅拌器、具塞锥形瓶、烧杯、量筒、量杯、玻璃板、玻璃棒、毛细管、研钵、圆底烧瓶、展开槽、干燥器、小刀、0.45μm 微孔滤膜。

2. 材料

β-环糊精、薄荷油、无水乙醇、硅胶 G、羧甲基纤维素钠、石油醚、乙酸乙酯、香草醛-硫酸试液、蒸馏水等。

【实验内容】

一、薄荷油-β-环糊精包合物

1. 处方

R　薄荷油　　　　　　1.0mL（约 0.98g）

　　β-环糊精　　　　　4.0g

　　蒸馏水　　　　　　50mL

2. 制法

① β-环糊精饱和水溶液的制备：称取 β-环糊精 4.0g，置于 100mL 具塞锥形瓶中，加蒸馏水 50mL，加热溶解，降温至（60±1）℃，保温备用。

② 包合物的制备：精密量取薄荷油 1.0mL 或称取 0.98g，在恒温磁力搅拌下缓慢逐滴滴入 60℃的 β-环糊精饱和水溶液中，待出现浑浊并逐渐有白色沉淀析出，继续保温搅拌 1.5～2.5h，取出容器，继续搅拌至室温，待白色沉淀析出完全（最后用冰浴冷却），抽滤至干，用无水乙醇 5mL 分 3 次洗涤沉淀，至表面近无油渍，将包合物沉淀置干燥器中（或置于 40℃以下）干燥，即得，称重计算收率。

3. 用途与用法

本品为药物制剂的中间体。可用于制备片剂、颗粒剂、胶囊剂等固体制剂，发挥其治疗作用。

4. 注解

① 薄荷油是祛风药、芳香剂和调味料，主要成分为薄荷脑、薄荷酮等，密度为 0.97～0.99g/mL，具有清凉、消炎、抗菌、解痉挛等作用。将其制成包合物后，可减少在贮存中油的挥发，并可使液态油改变成固体粉末，便于配方，兼具缓释作用。

② β-环糊精在 25℃ 时水中溶解度为 1.85％，在 60℃ 时溶解度可增加至 7.29％。包合物饱和水溶液须在 60℃ 保温，否则不能得到澄明的水溶液。包合过程应控制温度在 60℃，搅拌时间应充分，否则影响包合物收率。包合过程结束后，通过降低温度或冷藏可以使包合物从水中析出沉淀较完全。

③ 无水乙醇洗涤过滤物是为了去除未被包封的油，洗涤液不宜过量，否则影

响含油率和包合物的收率。

④ 环糊精包封率取决于环糊精种类、药物与环糊精的配比量及包合时间。

二、薄荷油-β-环糊精包合物的质量检查

1. 性状考察

观察包合物的色泽、形态等外观。

2. TLC法验证包合物的形成

（1）硅胶G板的制备

按照1：3（g：mL）的比例取硅胶G与0.5%羧甲基纤维素钠水溶液置于研钵中研磨混合调匀，铺板，室温晾干后，于110℃活化1h，备用。也可购买硅胶G预制板。

（2）样品的制备

取薄荷油2滴，加入石油醚2mL溶解，为样品a；取薄荷油β-环糊精包合物0.5g，用石油醚2mL振摇溶解，过滤，取上清液，为样品b；取包合物经挥发油提取器提取的包合物中的薄荷油2滴，加入石油醚2mL溶解，为样品c。

（3）薄层色谱（TLC）

用毛细管吸取样品a、b、c各10μL，点于同一硅胶板上，用石油醚-乙酸乙酯（85：15）为展开剂，展开，取出，晾干，喷以香草醛-硫酸试液，在105℃加热5～10min烘干、显色，绘制薄层图谱，并对样品a、b、c的色谱进行比较。

注解：

① 用TLC验证包合物时，要求点样的量适当，并放置一定时间待乙醇挥发完全再展开。上样过多或点样后立即展开，均会造成拖尾。上样太少则不出现斑点。

② 展开剂为混合溶液，应减少容器开启时间，以保持其比例。展开之前需要预饱和15～20min。

③ 喷显色剂时注意安全，不与皮肤接触，以免灼伤。一旦接触皮肤，要及时用水冲洗。

④ 显色时，硅胶板的烘烤温度不宜过高，时间也不宜过长，否则薄层板易糊化变黑。

⑤ 本实验验证包合过程是否实现了对薄荷油的包合，预期实验结果是样品b未出现明显斑点，样品a和c出现斑点情况基本一致，进而证明包合物中含有挥发油，且在β-环糊精的空穴中。

3. 包合物的收率、包合物的含油率的测定

精密量取薄荷油1mL，置于250mL圆底烧瓶中，加蒸馏水100mL，再加入β-环糊精4.0g，混合均匀，用挥发油提取器提取薄荷油，蒸馏2h以上，至油量不再

增加，放置至室温。计量。

　　称取相当于 1mL 薄荷油的包合物置于 250mL 圆底烧瓶中，加蒸馏水 100mL，同上提取薄荷油，计量。

　　根据测定值，用公式计算包合物的含油率、包合物中油的利用率及包合物的收率。

　　注解：

　　① 计算包合率，一定要明确实验取用的包合物中应含有挥发油的量（计算时按照包合率为 100% 计），包合物的取样一定要准确。

　　② 采用水蒸气蒸馏法回收包合物中的挥发油，蒸馏时间要适宜，确保所取包合物中的挥发油尽可能全部回收，冷凝温度尽可能低。

【实验结果与讨论】

　　① 描述包合物的性状。

　　② 计算包合物的含油率、油的利用率和包合物的收率，填入表 13-1。

表 13-1　薄荷油-β-环糊精包合物的检查结果

样品	含油率/%	油的利用率/%	包合物的收率/%
薄荷油-β-环糊精包合物			

【思考题】

　　① 包合物在药物制剂中有何意义？

　　② 本实验为何选用 β-环糊精为主分子？它有什么特点？

　　③ 饱和水溶液法制备包合物的关键是什么？如何进行控制？

【知识拓展】

二维码 13-1

（包合物制备

操作技能考核点）

（黄越燕）

实验十四　脂质体的制备

【实验目的】

① 掌握薄膜分散法制备脂质体的工艺。

② 熟悉脂质体形成原理、作用特点。

③ 了解"主动载药"和"被动载药"制备脂质体的概念。

④ 了解脂质体包封率的测定方法。

【实验原理】

　　脂质体，又称类脂小球，是将药物包封于类脂质双分子层而形成的一种超微球状载体制剂。脂质体是以磷脂等类脂成分为膜材料，并加入胆固醇等附加剂组成的。常见的磷脂分子结构中有两条较长的疏水烃链和一个亲水基团，把磷脂加至水中，磷脂分子定向排列，其亲水基团面向两侧的水相，疏水的烃链彼此相对缔合为双分子层，构成脂质体。常用的附加剂为胆固醇，也是两亲性物质，与磷脂混合使用，可制得稳定的脂质体，其作用是调节双分子层的流动性，降低脂质体膜的通透性。

　　脂质体可分为 3 类：单室脂质体，粒径 20～50nm；大单室脂质体，粒径 0.1～1μm；多室脂质体，粒径 1～5μm。脂质体作为药物载体的特点在于：①保护药物，控制药物释放；②具有淋巴系统趋向性，主要被网状内皮系统吞噬，能减少治疗剂量和降低毒性；③改变脂质体大小或电荷可以改变药物在组织内的分布和在血液中的清除率；④可用单克隆抗体等配体修饰，使其具有主动靶向性；⑤掺入某些特殊脂质或包载磁性物质，可使其具有物理化学靶向性，对 pH、温度、磁场等变化具有响应性；⑥本身对人体无毒性和免疫抑制作用。

　　制备脂质体的方法有多种，根据药物的性质或需要进行选择。①薄膜分散法：是经典制备方法，可形成多室脂质体，经超声处理后得到小单室脂质体。此法操作简便，脂质体结构典型，但包封率低。②注入法：将磷脂等膜材溶于乙醚（或乙醇）中，在搅拌下慢慢滴于 55～65℃含药或不含药的水性介质中，蒸去乙醚（或乙醇），继续搅拌 1～2h，即可形成脂质体。③逆相蒸发法：将磷脂等脂溶性成分溶于有机溶剂，如氯仿中，再按一定比例与含药的缓冲液混合、乳化，然后减压蒸去有机溶剂即可形成脂质体。该法适合于水溶性药物、大分子活性物质，如胰岛素等的脂质体制备，可提高包封率。④冷冻干燥法：适合于水中不稳定的药物脂质体的制备。⑤熔融法：可制备多相脂质体，其物理稳定性好，可加热灭菌。本实验采用薄膜分散法，适于实验室小量制备，操作简单。

制备含药脂质体时，根据载药机制的不同，可分为"主动载药"与"被动载药"。主动载药是通过脂质体内外水相的不同离子梯度进行载药，如 K^+-Na^+ 梯度和 H^+ 梯度等；被动载药是先将药物溶于水相或有机相中，在形成脂质体的过程同时完成载药。其共同特点是：在装载过程中脂质体的内外或双分子层膜上的药物浓度基本一致。决定其包封率的因素有：药物与磷脂膜的作用力、膜材的组成、脂质体的内水相体积、脂质体数目、药物与磷脂膜材比值等。脂溶性且与磷脂膜亲和力高的药物，适合采用"被动载药"法。两亲性药物的油水分配系数受介质的 pH 和离子强度的影响较大，包封条件的较小变化就可能使包封率发生较大变化，适合采用"主动载药"法。

评价脂质体质量的指标有粒径、粒径分布、ζ 电位、包封率、释放度和稳定性等。其中脂质体的包封率是衡量脂质体内在质量的一个重要指标。

$$包封率(\%)=\frac{脂质体混悬液中总的药物浓度-未包入脂质体中的药物浓度}{脂质体混悬液中总的药物浓度}\times100\%$$

影响脂质体包封率的因素有多种，如磷脂的种类、组成比例、制备方法及介质的离子强度。常见的包封率测定方法有凝胶过滤法、超速离心法、透析法、超滤法等。本实验采用阳离子交换树脂法测定包封率，利用离子交换作用，将荷正电的未包进脂质体中的游离药物吸附除去，而包封于脂质体的药物由于脂质体荷负电，不能被阳离子交换树脂吸附，从而达到分离目的。

【仪器与材料】

1. 仪器

电子天平、水浴锅、磁力搅拌器、旋转蒸发仪、光学显微镜、紫外分光光度仪、粒径和电位分析仪、100mL 烧瓶、烧杯、容量瓶、量筒、西林瓶、移液管、玻璃棉、5mL 注射器、$100\mu L$ 微量注射器、$0.8\mu m$ 微孔滤膜。

2. 材料

注射用大豆磷脂、胆固醇、无水乙醇、磷酸氢二钠、磷酸二氢钠、枸橼酸、枸橼酸钠、盐酸小檗碱、碳酸氢钠、95％乙醇、阳离子交换树脂。

【实验内容】

一、试剂试液的配制

① 枸橼酸缓冲液（pH 3.8）的配制：称取枸橼酸 10.5g 和枸橼酸钠 7.0g，置

于 1000mL 量瓶中，加水溶解并稀释至刻度，混匀，即得。

② 碳酸氢钠溶液（pH 7.8）的配制：称取碳酸氢钠 50g，置于 1000mL 量瓶中，加水溶解并稀释至刻度，混匀，即得。

③ 磷酸盐缓冲液（PBS，pH 5.8）的配制：称取磷酸氢二钠 0.37g 与磷酸二氢钠 2.0g，加蒸馏水适量，溶解并稀释至 1000mL，混匀，即得。

④ 盐酸小檗碱溶液的配制：称取适量的盐酸小檗碱，用磷酸盐缓冲液（PBS）配成 1.0mg/mL 或 3.0mg/mL 浓度的溶液（60℃水浴加热溶解）。

二、空白脂质体

1. 处方

R	注射用大豆磷脂	1.2g
	胆固醇	0.6g
	无水乙醇	4mL
	枸橼酸缓冲液（pH 3.8）	适量

2. 制法

① 称取处方量的注射用大豆磷脂、胆固醇于 100mL 烧瓶中，加无水乙醇 4mL，在 55～60℃水浴中，搅拌使溶解，于旋转蒸发仪上旋转，使磷脂及胆固醇的乙醇溶液在烧瓶内壁上形成均匀薄膜，减压蒸发除去乙醇，制备脂质膜。

② 另取枸橼酸缓冲液 60mL，置于小烧杯内，55～60℃水浴中保温，备用。

③ 将②中预热的枸橼酸缓冲液加至①中，于 55～60℃充分转动使薄膜水化 10min。取出移至烧杯内，置于磁力搅拌器中，室温下搅拌 20～30min。如溶液体积减少，可补加蒸馏水至 60mL，混匀，即得。可密封保存于冰箱中。

④ 取样，在油镜下观察脂质体的形态，绘制所见脂质体结构，记录最多和最大的脂质体的粒径；然后将所得脂质体液体通过 0.8μm 微孔滤膜 2 遍，进行整粒，再于油镜下观察整粒后脂质体的形态，画出所见脂质体结构，记录最多脂质体和最大脂质体的粒径。

3. 用途与用法

本品为制剂中间体。

4. 注解

① 整个实验过程禁止使用明火。

② 磷脂和胆固醇的乙醇溶液应澄清，不能在水浴中放置过长时间。

③ 制备脂质膜，应控制温度和转速，除去溶剂不宜过快，以使其尽量薄而均匀。

④ 在 55～60℃水浴中转动时，要充分保证所有脂质水化，不得存在脂质块。

⑤ 亦可使用粒径与电位测定仪测定脂质体的粒径及分布范围、ζ 电位。

三、盐酸小檗碱脂质体的制备（被动载药法）

1. 处方

R 注射用大豆磷脂	1.2g
胆固醇	0.4g
无水乙醇	4mL
盐酸小檗碱溶液（1.0mg/mL）	60mL
制成脂质体	60mL

2. 制法

按处方量称取注射用大豆磷脂、胆固醇置于 100mL 烧瓶中，加无水乙醇 4mL，余下操作除将枸橼酸缓冲液换成 1.0mg/mL 的盐酸小檗碱溶液外，同"二、空白脂质体 2. 制法"项下方法制备，即得。

四、盐酸小檗碱脂质体的制备（主动载药法）

1. 处方

R 空白脂质体	2mL
碳酸氢钠溶液	0.5mL
盐酸小檗碱溶液（3.0mg/mL）	1mL

2. 制法

取空白脂质体混悬液（事先通过 0.8μm 微孔滤膜 2 遍整粒）2mL，3.0mg/mL 的盐酸小檗碱溶液 1mL、碳酸氢钠溶液 0.5mL，在振摇下依次加于 10mL 西林瓶中，混匀，盖上塞，于 60℃水浴中保温孵育 15min，随后立即用冷水降温，终止载药，即得。

3. 注解

① 主动载药过程中的加药顺序不能颠倒，边加边摇，或在磁力搅拌下混合，以确保混合均匀，使体系中各部位的梯度一致。

② 水浴保温时，应注意随时轻摇（或每隔 1min，手摇 20s），只需以保证体系均匀为度，无需剧烈振摇；也可采用磁力搅拌混合（100r/min）。

③ 冷却终止载药过程中也应轻摇。

五、盐酸小檗碱脂质体包封率的测定

1. 阳离子交换树脂分离柱的制备

称取已活化处理的阳离子交换树脂适量，装入底部已垫有少量玻璃棉的 5mL 注射器筒中，加入 PBS 水化过的阳离子交换树脂，自然滴尽 PBS，即得。

2. 柱分离度的考察

（1）盐酸小檗碱与空白脂质体混合液的制备　精密量取 3mg/mL 盐酸小檗碱溶液 0.1mL，置于小试管中，加入 0.2mL 空白脂质体混悬液，混匀，即得。

（2）空白溶剂的制备　取 95％乙醇 6.0mL，置于 10mL 量瓶中，加 PBS 稀释至刻度，摇匀，即得（必要时过滤）。

（3）对照品溶液的制备　取上述（1）项所制得的混合液 0.1mL 置于 10mL 量瓶中，加入 95％乙醇 6.0mL，振摇使之溶解澄明，再加 PBS 稀释至刻度，摇匀，过滤，弃去初滤液，取续滤液 4mL 于 10mL 量瓶中，加上述（2）项所得的空白溶剂稀释至刻度，摇匀，即得。

（4）样品溶液的制备　精密移取（1）项所制得的混合液 0.1mL 上样于阳离子交换树脂（柱长 1cm），待顶部液体消失后，放置 5min，仔细加入 2～3mL PBS（注意不能将柱顶部的树脂冲散）进行洗脱，收集洗脱液于 10mL 量瓶中（用约 1mL 的 PBS 溶液转移管内残留的洗脱液），加入 95％乙醇 6.0mL，振摇使之溶解，再加 PBS 稀释至刻度，摇匀，过滤，弃去初滤液，取续滤液即得。

（5）柱分离度的计算　以空白溶剂为对照，在 345nm 波长处分别测定样品溶液和对照品溶液的吸光度，计算柱分离度（S）。

$$柱分离度 = 1 - A_{样}/(A_{对} \times 2.5)$$

式中，$A_{样}$ 为样品溶液的吸光度；$A_{对}$ 为对照品溶液的吸光度；2.5 为对照品溶液相对于样品溶液的稀释倍数。柱分离度 S 要求大于 0.9。

（6）包封率的测定　精密量取盐酸小檗碱脂质体 0.1mL 两份，一份置于 10mL 量瓶中，按照"柱分离度的考察"项下（3）进行操作，另一份置于分离柱顶部，按照"柱分离度的考察"项下（4）进行操作，所得溶液分别于 345nm 波长处测定吸光度，按公式计算包封率（EE）。

$$包封率 = A_2/(A_1 \times 2.5) \times 100\%$$

式中，A_2 为通过分离柱后收集盐酸小檗碱的吸光度；A_1 为未分离盐酸小檗碱脂质体中盐酸小檗碱的总吸光度；2.5 为未过柱脂质体的稀释倍数。

【实验结果与讨论】

① 绘制制得的脂质体在显微镜下的形态图，比较其与乳剂、微囊的差别。

② 记录测定的脂质体的粒径，记录显微镜下可测定的最大脂质体、最多脂质体的粒径，填入表14-1。

表 14-1　脂质体测定结果

脂质体样品	最大粒径/μm	最多粒径/μm	平均粒径/μm
空白脂质体			
盐酸小檗碱被动载药脂质体			
盐酸小檗碱主动载药脂质体			

③ 计算柱分离度与包封率。并以包封率为指标评价主动载药、被动载药法制备的脂质体的质量优劣。

【思考题】

① 影响脂质体形成的因素有哪些？

② 如何提高脂质体对药物的包封率？

③ 脂质体的结构与表面活性剂在溶液中形成胶团的结构有什么不同？

【知识拓展】

二维码 14-1

（脂质体制备操作

技能考核点）

（黄越燕）

实验十五　　浸出制剂的制备

【实验目的】

① 掌握浸渍法、渗漉法制备酊剂、流浸膏剂的方法。

② 了解浸出制剂质量控制的基本方法。

【实验原理】

浸出制剂是指用适当的溶剂和方法，从药材（动、植物）中浸出有效成分所制得的供内服或外用的药物制剂。主要有汤剂、酒剂、酊剂、流浸膏剂、浸膏剂等。

酊剂是指药品用规定浓度的乙醇浸出或溶解而制成的澄清液体制剂，也可用流浸膏稀释制成。供口服或外用。一般酊剂每 100mL 相当于原药材 20g，含毒剧药酊剂的有效成分应根据其半成品的含量加以调整，也可按每 100mL 相当于原药材 10g。酊剂的制备方法有浸渍法、渗漉法、稀释法（化学药物用溶解法），其中渗漉法使用较多。为了提高浸出效率，减少无效物质的浸出，生产上亦采用恒温循环浸渍的浸出工艺。

流浸膏剂系指药材用适宜的溶剂提取，蒸去部分溶剂，调整至规定浓度而成的液体制剂。流浸膏除特别规定外，每 1mL 流浸膏相当于原药材 1g。流浸膏剂多以不同浓度的乙醇为溶剂，用渗漉法制备，有时也用浸渍法和煎煮法制备，亦可用浸膏剂加溶剂稀释制成。除少数品种可直接供临床应用外，大多数作为制备其他剂型的中间体。

浸出方法：

① 浸渍法：取适量粉碎的药材，置于有盖容器中，加入适量溶剂，密盖，搅拌或振摇，浸渍 3~5 天或规定的时间。倾取上清液，将残渣用力压榨，挤压出的残渣与上清液合并（或加入溶剂适量，依法浸渍至有效成分充分浸出，并入浸出液）。加溶剂至规定量后，静置 24h，过滤，即得酊剂。

② 渗漉法：药材经适当粉碎后，加规定溶剂均匀湿润，密闭放置一定时间，均匀装入渗漉装置内，加入适量溶剂（高过药材面）。放置适当时间后，按规定的速度渗漉，并随时补充溶剂。先收集约 85% 药材重的初漉液，另器保存，续漉液（为初漉液的 3~5 倍）经低温浓缩后与初漉液合并、稀释或浓缩至规定标准，静置，取上清液分装，即得。

③ 煎煮法：将预处理过的药材加适量水，加热煮沸 2~3 次提取药材中有效成分的方法。

【仪器与材料】

1. 仪器

渗漉筒、脱脂棉、纱布、广口磨口瓶、木槌、电子天平、药匙、量筒、烧杯、旋转蒸发仪、玻璃棒。

2. 材料

橙皮粗粉、桔梗粗粉、药用乙醇、蒸馏水。

【实验内容】

一、橙皮酊的制备

1. 处方

R 橙皮粗粉　　　　　　20g

　70％乙醇　　　　　　100mL

2. 制法（浸渍法）

① 称取干燥橙皮粗粉20g，置广口磨口瓶中，加70％乙醇100mL，密盖，置于常温暗处，定时振摇，浸渍3日。

② 倾取上层浸渍液，用纱布过滤，残渣用力压榨，使残液完全压出，与滤液合并，冷藏静置24h，过滤澄清即得。

3. 用途与用法

芳香、苦味健胃药，亦有祛痰作用，理气健胃，用于消化不良，胃肠气胀。也用于配制橙皮糖浆。

4. 注解

① 橙皮中含有挥发油及黄酮类成分，用70％乙醇能使橙皮中的挥发油全部提出，且防止苦味树脂等杂质的溶出。同时，在浸渍过程中要防止乙醇挥发。

② 新鲜橙皮与干燥橙皮中挥发油含量相差较大，故规定用干橙皮投料。橙皮组织较疏松，选用其粗粉浸出。

③ 浸渍期间，应注意在适宜的温度下进行并不时振摇，以利活性成分的浸出。

5. 质量检查

① 外观。

② 含乙醇量应为48％～58％。

③ 有效成分的定性分析。

二、桔梗流浸膏的制备

1. 处方

R 桔梗粗粉　　　　　　60g

　70％乙醇　　　　　　适量

2. 制法（渗漉法）

（1）称取桔梗粗粉 60g，加 70％乙醇适量使桔梗粗粉均匀润湿，密闭放置 15～30min。另取脱脂棉一块，用溶剂润湿后平铺在渗漉筒底部，然后将已润湿的药粉分次均匀填装于渗漉筒内，在药粉表面盖一层滤纸，铺压少许洁净碎石，将渗漉筒下口打开，缓缓不间断添加 70％乙醇浸没桔梗粗粉，使液面高于药粉面数厘米，待溶液自下口流出，关闭下口，流出液倒回渗漉筒。加盖浸渍 48h 后，以 1～3mL/min 速度缓缓渗漉，收集药材总量的 85％的初漉液，另器保存。继续渗漉，收集续漉液，待有效成分完全漉出（流出液接近无色），停止收集。

（2）将续漉液在 60℃以下减压蒸馏，回收乙醇后浓缩至糖浆状，与初漉液混合后，添加 70％乙醇稀释至 60mL，静置数日，过滤，即得。

3. 用途与用法

祛痰剂，常用于配制咳嗽糖浆。

4. 注解

① 桔梗的有效成分是皂苷，故桔梗不宜采用低含量乙醇作溶剂或在酸性水溶液中煮沸，以免苷类水解，且浓缩时温度不宜过高。若用稀醇（55％）浸出时，应加入氨溶液调节 pH 至微碱性，以延缓皂苷的水解。

② 药材粉碎程度应适中，依据用量不同，药材质地不同，粉碎的粒度也不同。对组织相对致密的桔梗，应选用其中粉或粗粉。粉末过细可能导致较多量的树胶、鞣质、植物蛋白等黏稠物质的浸出，对主药成分的浸出不利。

③ 药材润湿与浸渍时间常因药材质地与溶剂的种类不同而异，以能使药材充分润湿膨胀为度。可根据药材的吸水率选择润湿溶剂的用量。

④ 装渗漉筒前，先用溶剂将药粉润湿，使其在装筒前完成膨胀。装筒时应分次投入，逐层压平，做到松紧一致。投料完毕后用滤纸覆盖，加入少许干净碎石以防加液时药粉松动。缓慢加入溶剂时注意使药粉间隙排气完全，保证溶剂液面始终高于药粉面。

⑤ 制备流浸膏时，初漉液应另器保存，续漉液宜充分浸出有效成分，可按溶剂用量，渗漉液的色、香、味及其化学检查方法决定。

⑥ 渗漉速度应适中，速度过快时，将影响有效成分的充分浸出，同时也增加了溶剂的消耗。

5. 质量检查

① 外观。

② 含乙醇量应为 40％～50％。

③ 有效成分的定性分析。

【实验结果与讨论】

① 描述产品的外观性状。

② 测定产品的含醇量。

a. 橙皮酊的含醇量为_____％，桔梗流浸膏的含醇量为_____％。

b. 将制备过程中醇用量及含醇量数据填入表 15-1。根据制备桔梗流浸膏实际消耗乙醇量、回收乙醇量等最后求出损耗百分率。

表 15-1　桔梗流浸膏的乙醇物料平衡数据记录表

消耗记录	用量	折算成95％乙醇量	获得记录	含醇量	折算成95％乙醇量
70％乙醇润湿药材			成品流浸膏		
初漉液乙醇用量			回收乙醇		
渗漉过程乙醇用量			损耗		
稀释膏体乙醇用量					
总计乙醇用量			总计		

浸出制剂中含醇量的测定对保证浸出制剂主药含量及稳定贮存具有重要意义。《中国药典》（2020 年版）规定酊剂、流浸膏剂应做乙醇量项目检查，并按照气相色谱法测定。但在一般情况下，可按沸点法测定浸出制剂的含醇量，方法简便，但数据仅供生产中间的含醇量测定，具体制品以气相色谱法测定为准。

物料平衡是检查生产的一种手段，它不仅指明原料与产品的平衡现象，更重要的是反映生产上存在的问题，可作为改进和提高生产处方和工艺的参考。在流浸膏剂的生产中的物料平衡，可以通过醇的投入量和制成流浸膏剂后回收醇的量以及生产过程的醇损耗量求算。醇的总用量可用下式表示：

$$g = g_1 + g_2 + g_3$$

式中，g 为乙醇的总用量；g_1 为制成产品的含醇量；g_2 为回收乙醇的量；g_3 为生产过程中乙醇的损耗量。

$$醇的消耗百分率 = \frac{g_3}{g_1 + g_2 + g_3}$$

【思考题】

① 本实验的 2 个制剂都有含醇量的规定，其意义何在？

② 影响桔梗流浸膏稳定性的主要因素有哪些？简述其稳定化措施。

③ 橙皮酊除用渗漉法制备外，还可用哪些方法增加浸出效率？

④ 比较浸渍法和渗漉法的特点及适应性。

⑤ 渗漉法制备浸出制剂时，"粗粉需先用溶媒润湿膨胀"，"浸渍一定时间并先收集药材量 85% 的初漉液另器保存"，以及"去除溶媒须在低温下进行"，其原因各是什么？

【知识拓展】

二维码 15-1
（浸出制剂制备操作
技能考核点）

二维码 15-2
（沸点法测定
含醇量的方法）

（张洁）

实验十六　青霉素 G 钾盐水溶液稳定性加速试验

【实验目的】

① 掌握用化学动力学原理预测药物稳定性的基本方法。

② 掌握应用恒温加速试验法测定青霉素 G 钾盐水溶液有效期的方法。

【实验原理】

在药物制剂的各类降解反应中，虽然有些药物的降解反应机制十分复杂，但多数药物及其制剂的降解反应可按零级反应或一级反应处理。

一级反应药物浓度与时间的关系符合下列公式：

$$\lg C = -\frac{K}{2.303}t + \lg C_0 \tag{16-1}$$

式中，C 为药物在时间 t 的浓度；C_0 为药物的初始浓度；K 为降解反应速度常数。

由上式可知，以 $\lg C$ 对 t 作图呈直线关系，其斜率为 $-K/2.303$，由斜率即可求得降解反应速度常数（K）。

$$K = -2.303 \times b \tag{16-2}$$

式中，b 为直线方程的斜率。

式（16-1）仅反映了某个温度下浓度与时间的关系，从而得到该特定温度下的反应速度常数。对于不同温度下的降解反应速度常数（K）与绝对温度（T）之间的关系可用阿伦尼乌斯（Arrhenius）指数定律公式表示：

$$K = A \cdot e^{-ERT} \tag{16-3}$$

或

$$\lg K = -\frac{E}{2.303R} \cdot \frac{1}{T} + \lg A \tag{16-4}$$

式中，E 为反应的活化能；R 为气体常数 [1.987cal/(mol·K) 或 8.314J/(mol·K)]；T 为开尔文温度（绝对温度）；A 为频率因子。

由式（16-4）可知，$\lg K$ 对 $1/T$ 作图呈一直线关系，其斜率为 $-E/2.303R$，截距为 $\lg A$，由斜率可求出反应的活化能 E，由截距可求出频率因子 A，再代回式（16-4），可求出室温或任何温度下的降解反应速度常数 K，将室温下的降解反应速度常数 K_{25} 代入下式即可求出该药物室温（25℃）时的半衰期和有效期。

$$t_{1/2} = \frac{0.693}{K_{25}} \tag{16-5}$$

$$t_{0.9} = \frac{0.1054}{K_{25}} \tag{16-6}$$

式中，$t_{1/2}$ 为该药物的半衰期；$t_{0.9}$ 为该药物的有效期；K_{25} 为室温 25℃时的降解反应速度常数。

本实验主要考察温度对药物降解反应的影响，另外湿度与光照等对药物的降解亦有影响。因此，稳定性研究是药物制剂研究开发与提高产品质量的一个重要的手段。在研究药物制剂稳定性以确定其有效期（或贮存期）时，常采用留样观察法和加速试验法。由于留样观察法费时，不利于及时发现和纠正实验中出现的问题，因此，在药物制剂的研究中，根据化学动力学的原理，广泛采用了加速试验法。加速试验法又包括经典恒温法和线性变温法，线性变温法较经典恒温法虽能节省时间，工作量小，但需要程序升温仪。目前新药的开发及其制剂有效期的预测多采用经典恒温法，即在较高温度下将样品分别放入各种不同温度的恒温水浴中，定时取样测定其浓度（含量），根据式（16-1）和式（16-2）求出各温度下的降解反应速度常数，再依据 Arrhenius 指数定律，预测药物及其制剂在室温条件下的有效期。

青霉素 G 钾盐在水溶液中迅速破坏，残余未破坏的青霉素 G 钾盐可用碘量法测定，即先经碱处理，生成青霉素噻唑酸，后者可被碘氧化，过量的碘则用硫代硫酸钠溶液回滴，反应方程式如下：

$$I_2 + 2Na_2S_2O_3 \longrightarrow 2NaI + Na_2S_4O_6$$

随着青霉素 G 钾盐溶液放置时间的延长，残余未破坏的青霉素 G 钾盐越来越少，故碘液消耗量也相应减少。根据碘液消耗量（体积，mL）的对数，对时间作图为一直线，表明青霉素 G 钾盐在水溶液中的分解为一级反应，即为一级动力学过程。因为此反应与 pH 有关，故实际上是一个伪一级反应，按一级反应处理。

【仪器与材料】

1. 仪器

恒温水浴、分析天平、电炉、滴定管、移液管等。

2. 材料

青霉素 G 钾盐、枸橼酸磷酸氢二钠缓冲溶液（pH 4）、醋酸缓冲溶液（pH 4）、1mol/L 氢氧化钠溶液、1mol/L 盐酸溶液、0.01mol/L 硫代硫酸钠溶液、0.01mol/L 碘液、淀粉指示液等。

【实验内容】

一、试验温度及取样时间

试验温度选择 30℃、35℃、40℃、45℃ 四个温度。取样时间间隔分别为40min（30℃）、30min（35℃）、20min（40℃）、15min（45℃）。

二、试验方法

称取青霉素 G 钾盐 70~80mg 于 100mL 干燥容量瓶中，用 pH 4 的枸橼酸磷酸氢二钠缓冲液（预热至试验温度）溶解，并定容至 100mL。将此容量瓶固定于恒温水浴中，计时，同时立即用 5mL 移液管吸取溶液两份，每份 5mL，分别置于两个碘量瓶中，置冰水浴中冷却，此为 0min 的样品，以后每隔一定时间吸液一次（方法同上），每次吸液后立即按下法进行含量测定。

三、含量测定

1. 空白测定

向盛有 5mL 待检液的一个碘量瓶中，加入醋酸缓冲溶液（pH 4）10mL，摇匀，精密加入 0.01mol/L 碘液 10mL，在暗处放置 15min，用 0.01mol/L 硫代硫酸钠溶液回滴，以淀粉试液为指示剂，至蓝色消失，消耗硫代硫酸钠溶液的体积记为 a mL。

2. 检品的测定

向盛有 5mL 待检液的另一个碘量瓶中，加 1mol/L 氢氧化钠溶液 5mL，放置 15min 后，加 1mol/L 盐酸液 5mL，加醋酸缓冲液（pH 4）10mL，摇匀，精密加入 0.01mol/L 碘液 10mL，在暗处放置 15min，立即用 0.01mol/L 硫代硫酸钠溶液回滴，以淀粉试液为指示剂，至蓝色消失，消耗硫代硫酸钠溶液的体积记为 b mL。

$a-b$ 即为实际消耗碘液的体积（mL）。

四、注释

① 采用经典恒温法进行加速试验，一般应选择四个温度，各温度的取样间隔时间点应选择 5 个以上，试验选择的温度与取样点越多，测定结果的准确性越大，但实验时间加长。各实验温度间隔时间的确定应以各次消耗的碘液体积（mL）有明显差别为宜。

② 实验所用的青霉素 G 钾盐水溶液，应用实验温度的枸橼酸磷酸氢二钠缓冲溶液配制，按规定时间间隔取样后，应立即测定含量，否则应置冰箱保存以免含量发生变化。

③ 测定青霉素 G 钾盐含量时，所用碘液的浓度前后应一致（宜用同一瓶碘液），否则含量测定不准确，因各次测定所用的碘液是同一碘液，故碘液的浓度不必精确标定，溶液中青霉素 G 钾盐的含量也不必计算，只比较各次消耗碘液的体积即可，一般将各时间样品消耗碘液的体积与零时样品消耗碘液的体积相比较，从而得出各时间的相对浓度 C_r。

④ 青霉素 G 钾盐的主要分解途径如下：

青霉素 G 钾盐水溶液在放置过程中，发生分解反应，其中产生的青霉素噻唑酸要消耗碘液，所以每个取样点都要做空白试验。

【实验结果与讨论】

一、原始记录及其计算

将每个温度加速试验所取各时间的样品，分别测定其空白样液与检品液的含量（即消耗碘液体积，mL），记录于表 16-1。将零时样品所消耗碘液的体积（mL）（即初始浓度）作为 100% 相对浓度，其它各时间取样所消耗碘液的体积（mL）与其相比，即得各自的相对浓度 $C_r(\%)$。表中相对浓度（C_r）的计算如下：

$$C_r(\%) = \frac{a-b}{a_0 - b_0} \times 100\% \tag{16-7}$$

式中，a_0 与 b_0 为零时样品所消耗碘液的体积，mL；a_0 为空白样液初始值；b_0 为检品初始值。

表 16-1　稳定性试验数据

温度/℃	取样时间/min	a/mL	b/mL	$a-b$/mL	C_r/%	$\lg C_r$
30	0					
	40					
	80					
	120					
	160					
	200					

温度/℃	取样时间/min	a/mL	b/mL	$a-b$/mL	C_r/%	$\lg C_r$
35	0 30 60 90 120 150					
40	0 20 40 60 80 100					
45	0 15 30 45 60 75					

二、反应速度常数的求解

1. 将各实验温度的 $\lg C_r$ 对 t 作图

2. 按线性回归法求反应速度常数 K

（1）线性回归分析法　对任意一组试验数据：

$$x_1,x_2,x_3,\cdots\cdots,x_i,\cdots\cdots,x_n$$
$$y_1,y_2,y_3,\cdots\cdots,y_i,\cdots\cdots,y_n$$

如呈线性关系，则可得到下述回归直线方程：

$$y=bx+a$$

其中回归系数 b、a（b 为直线斜率，a 为直线截距）可由下列公式计算求得：

$$L_{xx}=\sum_{i=1}^{n}x_i^2-\frac{1}{n}\left(\sum_{i=1}^{n}x_i\right)^2$$

$$L_{yy}=\sum_{i=1}^{n}y_i^2-\frac{1}{n}\left(\sum_{i=1}^{n}y_i\right)^2$$

$$L_{xy}=\sum_{i=1}^{n}x_iy_i-\frac{1}{n}\left(\sum_{i=1}^{n}x_i\right)\left(\sum_{i=1}^{n}y_i\right)$$

$$b=\frac{L_{xy}}{L_{xx}}$$

$$a = \frac{1}{n} = \sum_{i=1}^{n} y_i - b \frac{1}{n} \sum_{i=1}^{n} x_i$$

回归方程的相关系数为：

$$r = \frac{L_{xy}}{\sqrt{L_{xx} L_{yy}}}$$

（2）求反应速度常数 K　设某温度加速试验中，加热时间（t）为 x_i；相对浓度的对数（$\lg C_r$）为 y_i。按表 16-2 计算出有关数据，并根据上述公式计算回归直线方程的斜率 b、截距 a 与相关系数值 r。

表 16-2　回归分析计算表（30℃）[①]

x_i	y_i	x_i^2	y_i^2	$x_i y_i$
40				
80				
120				
160				
200				
Σ				
$(\Sigma)^2$				

① 其他各试验温度可以此表为例。

根据一级反应的公式（16-1），由所求得的斜率（b）求出各试验温度的反应速度常数 K。

三、室温下有效期的预测

① 将所求得的四个试验温度下的 K 值与其绝对温度记录于表 16-3。并以 $\lg K$ 为纵坐标，$1/T \times 10^3$ 为横坐标作图。

表 16-3　各试验温度下的反应速度常数

T（绝对温度）/K	$1/T \times 10^3$	$K/\min^{-1}$	$\lg K$
303			
308			
313			
318			

② 根据 Arrhenius 公式（16-3），以 $\lg K$ 对 $1/T \times 10^3$ 求回归直线方程。并由斜率可求出反应活化能 E 值，由截距可求出频率因子 A。

③ 将室温（25℃）的绝对温度的倒数值代入上述所求 Arrhenius 公式的回归方程中，求出室温下的反应速度常数 K_{25}，按公式（16-5）与公式（16-6）计算出青霉素 G 钾盐水溶液在室温（25℃）时的降解半衰期与有效期（使用期）。

【思考题】

① 为什么青霉素 G 钾盐的降解反应为伪一级反应？

② 取样测定时，为什么要取一个空白样进行含量测定？

③ 留样观察法与经典恒温法在预测药物及其制剂稳定性时各有何优缺点？

【知识拓展】

二维码 16-1
（稳定性加速试验
操作技能考核点）

（张洁）

实验十七　药物制剂 GMP 虚拟仿真实训

本实验使用南京药育信息技术有限公司的"药品生产 GMP 虚拟仿真实训平台"软件。该软件涵盖药品生产管理规范（GMP）标准下的固体制剂生产、小容量注射剂生产、制药用水系统、空气净化系统等，具有 3D 形象生动、操作性强、使用便利等特点，对许多复杂设备、间歇性生产控制、GMP 质量管理等进行了三维立体的场景仿真，具备一定的智能化反应能力。

该软件以药品生产实践操作为主线，将 2010 版《药品生产质量管理规范》作为知识支持，采用 C♯.net、Framework 4.0、Unity3D 等技术，结合现代药物制剂生产工艺、药物制剂设备、标准操作规程（SOP）、药品生产过程质量控制以及车间管理等内容，使用游戏元素和模式，以严肃游戏的形式吸引用户参与进来，弥补教学脱离实际生产的弊端，提高用户对药品实际生产的认识和理解。

使用该软件用于实训教学，可以让学生开展自主学习，改变原来复杂的现场讲解、演示，利用电脑仿真具有的可重复性与自动引导性，加强学生的学习效率，可较大地拓宽学生的视野。

一、软件介绍

1. 系统界面

虚拟仿真软件的界面采用树状结构，从引导界面开始，逐层向具体的章节、岗位内容深入。系统主要界面上端，设有功能按钮、导航条等工具，便于使用这种界面之间的切换、进退，获取帮助指南、查阅操作记录等。

2. 三维场景操作

整个软件采用了"场景"仿真的概念，以利于使用者熟悉和了解真实的药物制剂生产环境，以及工作人员之间的关系。

这些场景是采用 3D 建模的方式形成的，具有很好的立体感，并且在启动这些三维场景进行仿真操作、演示、讲解时，可以通过简单的鼠标操作实现直观的三维动作。

软件内的三维场景界面包括：①岗位场景的整体视图，主要用于引导操作者进入一个具体岗位的仿真操作，提供给操作者一个整体的视角，更直观地了解 GMP 条件下生产岗位的实际布置情况。同时，在这类界面中还有一些提问、对话、选项，以考查操作者对某些关键知识点的熟悉程度，或者提醒操作者按照正确的规范流程进行操作。②岗位设备的三维视图是一个可以对设备、场景进行三维仿真操作的界面，在该界面中，操作者应该按照 GMP 规范的标准操作规程（SOP）进行生产、清洁、质量检查等的仿真操作，并能够直观地看到自己操作所引发的动作、状态变化等。③设备结构讲解的三维视图，只出现在"知识点讲解模块"中，是教师演示制剂设备的原理、构成、动作等的形象化工具。自学状态的学生可以通过该模块进行学习，观看三维设备的各个角度视图、分解视图、动态效果等。

二、虚拟仿真软件功能模块

1. 知识点讲解模块

该模块借助 AE、PR、Flash、3Dmax、音频、视频等形式，对岗位设计等相关知识通过多媒体形式进行系统完整的讲解阐述。模块提供了 26 套设备的三维及其部分复杂设备零部件的三维视图，并汇总了与 GMP 知识相关的多媒体教学素材。内容分为"深入认识 GMP""掌握制剂设备""生产岗位操作的规范化""参考资料"四大部分。

（1）掌握制剂设备　利用原理动画、直观图片、实物照片、结构图示、三维模型等素材，介绍了固体制剂设备、水针制剂设备，以及制药设备常用机构、压力容器、管道与阀门、保养维护与维修等，并讲解了生产流程和管理要点。

（2）生产岗位操作的规范化　介绍了进入洁净区的流程和规范、各岗位操作流程概略、药品制剂生产中工作文书的读写以及较多岗位、设备的操作录影。

2. 实训仿真模块

本模块汇总了固体制剂、水针剂两大类药品的生产岗位仿真场景，并对制药用水、空气净化两大辅助系统的岗位进行了仿真。将学生自主学习、自主探索、反复训练与教师的引导良好地结合起来，让学生在充满趣味的切身体验中直观深入地掌握相关理论知识和职业技能。

在本模块中，学生首先通过模拟更衣、洗手、消毒等流程操作进入洁净区，然后通过称量、洗瓶干燥、配液、灌封、灭菌、灯检等岗位的工艺流程，对相关设备进行仿真操作，加入物料、设置操作，完成生产。

3. 在线考核模块

通过严格的权限设置，允许教师在网络环境下，通过选择知识点设置文字考题，并从仿真场景和仿真岗位中设置特定任务仿真题，组合题库、拟定试卷、发布考试，供学生检验自己在实训期间的学习效果。教师可以通过试卷的大数据分析，指导学生更深入学习实践技能知识，理解药物制剂生产原理和工艺，实现更有效教学。

（黄越燕）

第三章　生物药剂学与药物动力学实验

实验十八　片剂溶出度与溶出速度的测定

【实验目的】

① 掌握片剂溶出度和溶出速度测定的基本操作和数据处理方法。

② 熟悉溶出试验仪的调试与使用。

【实验原理】

片剂等固体制剂服用后，在胃肠道中要先经过崩解和溶出两个过程，然后才能透过生物膜吸收。对于许多药物来说，其吸收量通常与该药物从剂型中溶出的量成正比。其溶出过程可用 Noyes-Whitney 方程表示：

$$\frac{\mathrm{d}C}{\mathrm{d}t} = KS(C_s - C) \tag{18-1}$$

式中，$\mathrm{d}C/\mathrm{d}t$ 为溶出速度；K 为溶出速度常数（对体内某一药物来说 $K = \dfrac{D}{V\delta}$，其中 D 为药物扩散系数，V 为溶出介质的体积，δ 为扩散层的厚度）；S 为固体药物的表面积；C_s 为固体药物的溶解度；C 为 t 时间药物在溶出介质中的浓度。

因溶出的药物往往立即透过生物膜被吸收，所以 $C_s \gg C$，故上式可简化为：

$$\frac{\mathrm{d}C}{\mathrm{d}t} = KSC_s \tag{18-2}$$

式（18-2）表明药物的吸收是受扩散层控制的溶出过程，即药物的吸收速度与 K、S、C_s 成正比。

对难溶性药物而言，溶出是其主要过程，故崩解时限往往不能作为判断难溶性药物制剂吸收程度的指标。溶解度小于 $0.1 \sim 1.0\mathrm{g/L}$ 的药物，体内吸收常受其溶出速度的影响。溶出速度除与药物的晶型、粒径大小有关外，还与制剂的生产工艺、辅料、贮存条件等有关。为了有效地控制固体制剂质量，除采用血药浓度法或尿药浓度法等体内测定法推测吸收速度外，体外溶出度测定法不失为一种较简便的质量控制方法。

溶出度系指在规定溶剂中药物从片剂等固体制剂内溶出的速度和程度。但在实际应用中溶出度仅指一定时间内药物溶出的程度，一般用标示量的百分率表示，如药典规定 30min 内对乙酰氨基酚的溶出限度为标示量的 80%。溶出速度则指在各个时间点测得的溶出量的数据，经过计算而得出的各个时间点与单位时间内的溶出量，它们之间存在一定的规律，可根据不同处理方法求出相应的参数。

因此，对于口服固体制剂，特别是对那些在体内吸收不良的难溶性药物的固体制剂，以及治疗剂量与中毒剂量接近的药物的固体制剂，均应作溶出度检查并作为质量标准。《中国药典》和许多其他国家药典对口服固体制剂的溶出度及其测定法都有明确规定。《中国药典》（2020 年版）规定有转篮法、浆法和小杯法。本实验采用转篮法测定对乙酰氨基酚片的溶出度和溶出速度。

片剂等固体剂型溶出试验所得到的数据，经过处理后可求得一系列特性参数，这些参数可以用来描述药物或药物制剂在体外溶出的规律，并可作为制剂研制及质量控制的指标。固体制剂溶出数据处理方法如下。

1. 单指数模型

该模型认为累积溶出百分率与时间的关系符合单指数方程：

$$Y = Y_\infty (1 - e^{-Kt}) \tag{18-3}$$

式中，Y 为 t 时间的累积溶出百分率；Y_∞ 为经相当长时间后药物溶出的最大量，通常为 100% 或接近 100%；K 为溶出速度常数；t 为溶出时间。将上式整理后并取对数得：

$$\lg(Y_\infty - Y) = \lg Y_\infty - Kt/2.303 \tag{18-4}$$

上式表明，以 $\lg(Y_\infty - Y)$ 对 t 作图为一直线，由斜率即可求出 K 值，K 值的大小反映了溶出的快慢。

2. 威布尔（Weibull）分布模型

如果按单指数模型来拟合不能获得直线，则可采用威布尔分布模型，其分布函数为：

$$F(t) = \begin{cases} 1 - e^{\frac{(t-\tau)m}{t_0}} & t \geq \tau \tag{18-5} \\ 0 & t < \tau \tag{18-6} \end{cases}$$

式中，$F(t)$ 为累积溶出百分量；t 为溶出时间；t_0 为尺度参数，表示时间的尺度；τ 为位置参数，可正可负，溶出实验常为正值或等于零，正值表示时间延滞；m 为形状参数，表示曲线形状特征，当 $m=1$ 时，威布尔函数是普通的指数函数。将式（18-5）经二次取对数处理后，得：

$$\ln\ln\frac{1}{1-F(t)}=m\ln(t-\tau)-\ln t_0 \tag{18-7}$$

用 $\ln\ln\{1/[1-F(t)]\}$ 对 $\ln(t-\tau)$ 作图可得一直线。当 $\tau=0$ 时，上式可用函数计算器方便地拟合出药物溶出 50% 所需时间（t_{50}）、溶出 63.2% 所需时间（t_d）及形状参数（m）等溶出参数。在实验中也常用威布尔分布概率纸作图，拟合求出上述溶出参数。

【仪器与材料】

1. 仪器

溶出度试验仪、分析天平、紫外分光光度计、精密 pH 计、超声清洗器、微孔滤膜（$\Phi25\text{mm}\times0.8\mu\text{m}$）、量瓶、电炉等。

2. 材料

对乙酰氨基酚片（0.5 g）、0.4 g/L 氢氧化钠、盐酸、纯化水等。

【实验内容】

按《中国药典》（2020 年版）附录 "溶出度与释放度测定法" 中第一法操作，测定对乙酰氨基酚片在适宜溶出介质中的溶出度和溶出速度，再将实验数据进行整理和绘图，求出溶出速度常数 K，由威布尔概率纸拟合求出溶出参数 t_{50}、t_d 及 m。

一、溶出度测定法

（一）简述

溶出度（《中国药典》2020 年版四部通则 0931）系指活性药物从片剂、胶囊剂或颗粒剂等普通制剂在规定条件下溶出的速度和程度，在缓释制剂、控释制剂、肠溶制剂及透皮贴剂等制剂中也称释放度。它是评价口服固体制剂质量的一个指标，是一种模拟口服固体制剂在胃肠道中崩解和溶出的体外简易试验方法。

溶出度测定法是将某种固体制剂的一定量分别置于溶出度仪的转篮（或溶出杯）中，在 (37.0 ± 0.5)℃恒温下，在规定的转速、溶剂中依法操作，在规定的时间内测定其溶出的量。

本方法适用于片剂、胶囊剂及颗粒剂的测定。

《中国药典》2020 年版收载七种测定方法，第一法篮法、第二法浆法、第三法小杯法、第四法桨碟法、第五法转筒法、第六法流池法和第七法往复筒法。

凡检查溶出度的制剂，不再进行崩解时限的检查。

（二）仪器与用具

1. 溶出度仪

（1）仪器的组成　溶出度仪主要由电动机、恒温水浴、篮体、篮轴、搅拌桨、圆底烧杯及杯盖等组成。

（2）仪器的安装与使用　按仪器使用说明书及《中国药典》（2020年版）规定进行安装与使用。

（3）仪器的校正　为使同一药物的溶出度测定具有良好的重现性，应对新安装的溶出度仪采用溶出度校正片进行校正，对已使用过的仪器也应定期（或在出现异常情况时）进行校正。

溶出度校正片分崩解型和非崩解型两种，崩解型为泼尼松片，非崩解型为水杨酸片。目前国内仅有非崩解型校正片。校正前，应先调试所用仪器。

溶剂：磷酸盐缓冲液（pH 7.4）。配制方法见《中国药典》2020年版四部通则8005，要求pH为7.40±0.05，临用前脱气。

对照品溶液的制备：取溶出度校正用水杨酸片1片，精密称定，置乳钵中，研细，精密称取适量（约相当于水杨酸10mg），置100mL量瓶中，加乙醇1mL，摇匀，加溶剂适量，经超声处理30min，使水杨酸溶解，加溶剂到刻度，摇匀，经滤纸（不宜使用滤膜）滤过，取续滤液为对照品溶液（对照应做2份平行试验）。

校正溶液的制备：取溶剂各900mL，分别注入每个操作容器中，温度保持在（37±0.5）℃，按规定（桨法为50r/min；篮法为100r/min）调整转速。取溶出度校正用水杨酸片，分别精密称定，分置6个容器中，自药片接触溶出介质时，开始计时，并分别在10min、15min、20min、25min和30min时取样（连续取样不停机），每次抽取2mL（及时补充溶剂2mL），各自经滤纸滤过（六个小漏斗和六张滤纸，连续使用，每次滤过后，漏斗底部应无液体存在），取续滤液为校正溶液。

测定法：精密吸取对照品溶液及校正溶液各1mL，分别置5mL量瓶中，加上述溶剂至刻度，摇匀，在紫外分光光度计296nm的波长处，分别测定其吸收度，计算每片各时间点的溶出量。

注意事项：各时间点取样后，要去净注射针头中的残留溶液。

对实验结果的要求：

① 每片的30min溶出量应在规定的范围内（见溶出度校正用水杨酸片使用说明书）。

② 每组时间点的相对标准偏差（RSD）除10min一组可以在10%以内外，转

篮法的其他组应在 5%以下，浆法的其他组应在 7%以下。

③ 以时间为横坐标，以溶出度平均值为纵坐标，求出相关系数 (r) 应在 0.99 以上。

2. 取样器

注射器（5mL、10mL、15mL、20mL）及取样针头。

3. 滤过器

滤头及滤膜（$\leqslant 0.8\ \mu m$）。

（三）操作方法

1. 仪器的调试

① 每次使用前应检查转轴是否垂直，与圆底烧杯的轴线间偏离要小于 2mm，旋转应平稳、无颤动。稳速误差不得超过±4%。

② 水浴的温度应能使圆底烧杯内溶剂的温度保持在（37.0±0.5）℃。

③ 第一法的转篮在旋转时的摆动幅度不得超过±1.0mm，取样点位置应在转篮上端距液面的中间，离烧杯壁 10mm 处。

④ 第二法的搅拌桨在旋转时的摆动幅度 A、B 不得超过±0.5mm，取样点位置应在桨叶上端距液面的中间，离烧杯壁 10mm 处。

⑤ 第三法中的搅拌桨在旋转时的摆动幅度 A、B 不得超过±0.5mm，取样点位置应在桨叶上端距液面中间，离烧杯壁 6mm 处。

2. 测定前的准备

按各该药品项下的规定，量取规定量的经煮沸放冷或经脱气处理的溶剂，置 1000mL 或 250mL（仅适用于第三法）圆底烧杯内；水浴加温，使杯内溶剂温度保持在（37.0±0.5）℃；调节转速，调节轴高度，使第一法的转篮底部或第二法的桨叶底部离圆底烧杯底部的距离为（25±2）mm，第三法的桨叶底部离圆底烧杯底部的距离为（15±1）mm。

3. 第一法

取供试品 6 片（个），分别放在 6 个干燥的转篮内，将转篮降入溶剂中，并立即开始计时，除另有规定外，至 45min 时，在规定取样点吸取溶液适量，立即经滤膜滤过（自取样至滤过应在 30s 内完成）。取续滤液，照各该药品项下规定的方法测定，算出每片（个）的溶出量。

4. 第二法与第三法

取供试品 6 片（个），分别投入 6 个操作容器内（用于胶囊剂测定时，如胶囊上浮，可用一小段耐腐蚀的金属线轻绕于胶囊外壳，或将胶囊装入耐腐蚀的金属沉降篮内），并立即开始计时，除另有规定外，至 45min 时，在规定取样点吸取溶液适量，立即经滤膜滤过（自取样至滤过应在 30s 内完成）。取续滤液，照各该药品项下规定的方法测定，算出每片（个）的溶出量。

5. 对照品的测定

精密称取对照品适量，用规定的溶剂溶解并定量稀释制成规定的浓度或与供试品溶液浓度相当的对照品溶液，除另有规定外，经滤膜滤过，取续滤液照供试品溶液的测定方法测定。

（四）注意事项

① 在达到该药品规定的溶出时间时，应在仪器开动的情况下取样。

② 第一法在转篮降入溶剂后，立即开始计时；第二法和第三法在供试品接触液面时，立即开始计时。

③ 滤膜应浸渍在蒸馏水中，至少浸泡一天以上。

④ 水浴中的水应保持清洁，定期更换；水浴液面应略高于圆底烧杯内溶剂的液面。

⑤ 检查每个圆底烧杯内溶剂的温度应为 (37.0±0.5)℃，为保证恒温，实验时应加有机玻璃盖，各杯之间温差最大不超过 0.5℃。

⑥ 溶剂的 pH 应使用 pH 计检测。

⑦ 溶剂须经脱气处理，气体的存在可产生干扰，尤其对第一法（转篮法）的测定结果。

⑧《中国药典》（2020 年版）规定用滤膜滤过，但对用滤膜滤过时有吸附作用的供试品，要用其他无吸附的滤材滤过。对照品溶液须用相同的滤材滤过后再进行测定。

⑨ 由于 0.1mol/L 盐酸溶液对现有的转篮与搅拌均有一定的腐蚀作用，当采用 0.1mol/L 盐酸溶液为溶剂，以紫外分光光度法作为溶出度测定时，对低波长处的吸收度有干扰，应予注意。

⑩ 测定胶囊剂的溶出度时，应增加空胶囊的空白试验，以克服测定误差。

⑪ 实验结束后，应将篮轴、篮体或搅拌桨从电动机上取下，用蒸馏水冲洗，晾干后妥善保存。

⑫ 实验中常采用的试剂十二烷基硫酸钠，其质量会影响实验结果，应注意使用。

（五）记录与计算

1. 记录以下内容

方法、溶剂及加入量、转速、温度、取样时间、取样体积、滤材。

测定方法：比色法、紫外分光光度法或荧光分光光度法应记录测定波长与吸光度或荧光强度。

高效液相色谱法应记录检测波长与峰面积或峰面积比值。用对照品时，应记录称取量与稀释倍数、取样体积、滤材。

溶出量计算值 6 个、平均值 1 个。

2. 计算溶出量以相当于标示量的百分数表示

（1）用吸收系数时的计算

$$溶出量按标示量计算 = \frac{A \times 10 \times S}{E_{1cm}^{1\%} \times B} \times 100\%$$

$$溶出量按标示量计算 = \frac{A \times S \times M_r}{A_r / S_r \times B} \times 100\%$$

式中，由于吸收系数（$E_{1cm}^{1\%}$）的浓度单位是 g/mL，而供试品规格 B 的单位是 mg，10 是其转换系数。A 为供试品吸光度、峰面积或峰面积比值；B 为供试品规格（mg）；S 为供试品稀释倍数；A_r 为对照品吸光度、峰面积或峰面积比值；S_r 为对照品稀释倍数；M_r 为对照品的质量（mg）；$E_{1cm}^{1\%}$ 为吸收系数。

（2）用对照品时的计算（略）

（六）结果判定

符合下述条件之一者，可判为符合规定：

① 6 片（粒、袋）中，每片（粒、袋）的溶出量按标示量计算，均不低于规定限度（Q）。

② 6 片（粒、袋）中，如有 1～2 片（粒、袋）低于 Q，但不低于 $Q-10\%$，且其平均溶出量不低于 Q。

③ 6 片（粒、袋）中，有 1～2 片（粒、袋）低于 Q，其中仅有 1 片（粒、袋）低于 $Q-10\%$，但不低于 $Q-20\%$，且其平均溶出量不低于 Q 时，应另取 6 片（粒、袋）复试；初试、复试的 12 片（粒、袋）中有 1～3 片（粒、袋）低于 Q，其中仅有 1 片（粒、袋）低于 $Q-10\%$，但不低于 $Q-20\%$，且其平均溶出量不低于 Q。

以上结果判断中所示的 10%、20% 是指相对于标示量的百分率（%）。

二、溶出试验仪的调试与使用

1. 溶出仪的结构组成

目前，国内已有多种溶出试验仪产品，其中天大天发科技有限公司（原天津大学无线电厂）生产的 ZRS-8GD 型智能溶出试验仪，符合《中国药典》（2020 年版）规定。该溶出试验仪的结构外形如图 18-1，对于固体制剂溶出度的测定，常用的有转篮法、浆法与小杯法，三者所用主要装置相同，只是转篮法用转篮杆和网篮取代图 18-1 中的桨杆，对于小剂量的药物制剂则规定用小杯法，且有仪器专用配件，见图 18-2。下面以 ZRS-8GD 型智能溶出试验仪为例，简单介绍该仪器的调试与使用。

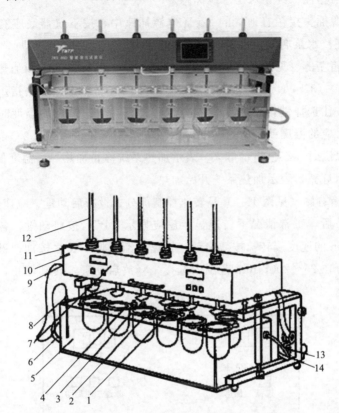

图 18-1　溶出试验仪外形结构示意图

1—杯盖；2—压块；3—偏心轮；4—溶出杯；5—水浴箱；

6—出水管；7—面板；8—温度传感器；9—温度传感器插头；10—主机箱；

11—离合器；12—桨杆；13—电源开关；14—进水管

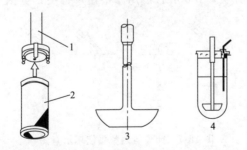

图 18-2　转篮、搅拌桨、小杯法装置示意图

1—转篮杆；2—网篮；3—搅拌桨；4—小杯法装置

2. 溶出仪的使用方法

① 给水浴箱注入纯化水至水线标志。

② 将电源插头接在有地线的 220V 电源插座中，按下仪器底座右侧的电源开关，指示灯亮，水泵启动，水浴槽中的水开始循环流动。

③ 主机箱左侧（见图 18-3）是温度控制部分，设有选择键和加热键，温度选择共分 32.0℃、37.0℃、37.5℃和 38.0℃四档。按加热键，加热指示红灯亮，水开始加热。按住选择键，温选绿灯依次循环闪亮，到达设定的温度时，释放选择键，绿灯所对应的温度就是所需温度。水温将被控制在该点±0.2℃范围内。当温度到达设定温度时，红色指示灯灭，表示加热系统停止加热。当温度低于设定温度时，红色指示灯亮，表示加热系统开始加热。

④ 主机箱右侧（见图 18-3）是转速控制部分，设有启动键、减速键、加速键。按下电源开关后，正常情况下转速显示窗应显示"P"，按启动键，各桨杆或转篮杆以 100r/min 的速度旋转。按减速键，转速逐渐降低，反之按加速键，转速逐渐增加，转速可在 25～200r/min 范围内选择。释放启动键，转动停止，再按启动键可恢复原转速。

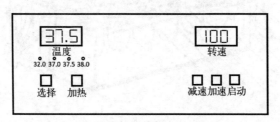

图 18-3　溶出仪面板示意图

⑤ 取样针头和调整垫是为了方便达到《中国药典》（2020 年版）规定的取样点而设置的，如 500mL 溶出介质使用薄垫长弯针头，600mL 使用厚垫长弯针头，900mL 使用薄垫短弯针头，1000mL 使用厚垫短弯针头，见图 18-4。

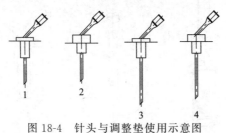

图 18-4　针头与调整垫使用示意图

1—900mL；2—1000mL；3—500mL；4—600mL

⑥ 当需要更换水浴箱中的水时，可在出水嘴上更换上附件箱中的放水管，便可放水。

3. 操作注意事项

① 每次开机前，应将水浴箱中水加至水线，开机后水应循环，如水不循环，通常是胶管中空气阻塞造成的，只要将空气排掉即可。

② 样液用微孔滤膜过滤，应注意滤膜安装是否紧密正确，若滤膜安装不严密或有破损，则直接影响测定数据的正确性。

③ 溶出杯内介质的温度是通过外面的水浴箱控制的，水浴箱内应加入蒸馏水，不宜用自来水，以免长期使用腐蚀温控零件。最好用仪器本身的加热器升温，若直接注入热水时注意温度不宜过高，以免使塑料部件变形。

三、对乙酰氨基酚片溶出度的测定

取本品 6 片，以稀盐酸 24mL 加水至 1000mL 为溶剂，转速为 100r/min 依法操作，经 30min 时，取溶液 5mL，滤过，精密量取续滤液 1mL，加 0.04％氢氧化钠溶液稀释至 50mL，摇匀，照分光光度法（《中国药典》2020 年版四部通则 0401），以 0.04％氢氧化钠溶液为参比，在 257nm 的波长处测定吸光度，按 $C_8H_9NO_2$ 的吸收系数（$E_{1cm}^{1\%}$）为 715 计算出每片的溶出量。计算式为：

$$溶出量(\%) = \frac{A \times 10 \times 50}{715 \times 标示量} \times 100\% \tag{18-8}$$

式中，A 为样品溶液的吸光度；500 为稀释倍数；715 为百分吸收系数（$E_{1cm}^{1\%}$）；所测片剂的标示量单位为 g。

四、对乙酰氨基酚片溶出速度测定

照《中国药典》（2020 年版）溶出度测定第一法（转篮法）进行测定，以稀盐酸 24mL 加水至 1000mL 为溶出介质，倒入溶出杯中，加温并使整个操作过程维持温度在（37±0.5）℃，转篮转速为 100r/min。当仪器开始运转时，放入 6 片片剂，溶出介质开始接触药片即开始计时，然后于 0min、2min、4min、6min、8min、10min、15min、25min、40min 定时取样，每次取样 5mL，同时补充入同温度的溶出介质 5mL，样液经 0.8 μm 的微孔滤膜过滤，弃去初滤液，精密量取续滤液 1mL，置 50mL 量瓶中，加 0.04％氢氧化钠溶液稀释至刻度，摇匀。照分光光度法（《中国药典》2020 年版四部通则 0401），以 0.04％氢氧化钠溶液为参比，在 257 nm 波长处测定吸光度，按 $C_8H_9NO_2$ 的吸收系数（$E_{1cm}^{1\%}$）为 715 计算。计算公式：

$$F(t) = C_i + 0.005C_{i-1} \tag{18-9}$$

式中，i 为第 1、2、…个取样点；C_i 为第 i 次取样浓度；C_{i-1} 为第 i 次取样的前一次取样浓度。

五、注释

① 转篮的位置高低对溶出度测定有一定影响，应按规定高度安装，转篮底部距溶出杯底为 25mm。

② 每次从溶出杯中取样应在固定位置，取样点在转篮上端距液面中间，离烧杯壁 1cm 处。

【实验结果与讨论】

一、对乙酰氨基酚片溶出度测定结果

1. 实验数据及其计算

将 6 片对乙酰氨基酚片溶出度测定结果填入表 18-1。

表 18-1　对乙酰氨基酚片溶出度测定结果

编号	标示量/mg	A	溶出量/%	实验结果
1				
2				
3				
4				
5				

2. 实验结果判断

根据《中国药典》2020 年版规定，对乙酰氨基酚片经 30min，其溶出限度（Q）为标示量的 80%。如 6 片中每片溶出量均不低于规定限度（Q）为合格。如 6 片中仅有 1~2 片低于 Q，但不低于 $Q-10\%$，且其平均溶出量不低于 Q 时，仍可判为合格。如 6 片中有 1 片低于 $Q-10\%$，应再取 6 片复试，初试、复试的 12 片中仅有 1~2 片低于 $Q-10\%$，且其平均溶出量不低于 Q 时，亦可判为符合规定。

二、对乙酰氨基酚片溶出速度测定结果

1. 实验数据及其计算

对乙酰氨基酚片的累积溶出量可按下式计算并填入表 18-2。

$$累积溶出量(\%) = C_i + 0.005C_{i-1}$$

$$C_i = \frac{A \times 50 \times 10}{715 \times 标示量} \times 100\% \tag{18-10}$$

式中，C_i 为第 i 次取样浓度（mg/L）；C_{i-1} 第 i 次取样的前一次取样浓度。

$$残留待溶出量＝1－累积溶出量 \qquad (18\text{-}11)$$

表 18-2　对乙酰氨基酚片溶出速度测定数据

数据	2min	4min	6min	10min	15min	20min	30min	50min
A（平均值）								
C/(mg/L)								
累积溶出量/%								
残留待溶量/%								
1g 残留待溶量/%								

注：本表为一个药片的数据，若为 6 个样品平均值，则应注明标准差。

2. 按单指数模型求溶出速度常数（K）

以残留待溶量（％）的对数为纵坐标，溶出时间为横坐标作图，进行线性回归，求出直线方程，从直线斜率［式(18-12)］可求出溶出速度常数 K。

$$K＝2.303×斜率 \qquad (18\text{-}12)$$

3. 用威布尔分布概率纸求出 t_{50}、t_d 及 m 值

在用残留待溶量的对数对时间作图不能得到直线时，常采用威布尔分布概率纸作图，将累积溶出量-时间曲线直线化，得到 t_{50}、t_d 及 m 等参数。

在威布尔分布概率纸上作图的基本步骤如下：

① 以百分溶出量 $F(t)$ 对时间 t 作图。

② 若各点排布接近直线，则适当拟合一直线，尤其要注意顾及 $F(t)$ 在 30％～70％范围内的点，使之优先贴近该直线。

③ 若各点排布呈曲线状，则沿曲线趋势延伸，与 t 尺交点的数值作为 α 的初步估计值。以 $F(t)$ 对 $(t-\alpha)$ 再作图，若所得各点的排布接近直线，则拟合成直线。若 $F(t)$ 对 $(t-\alpha)$ 作图仍为一曲线，则可用类似的方法反复修改，直至作图得一直线为止（图 18-5）。

④ 在 $F(t)$ 对 t 或 $F(t)$ 对 $(t-\alpha)$ 所作图上拟合一直线，由 $X＝1$ 与 Y 轴的交点（m 点）作平行于该直线的平行线，查出它与 Y 轴的交点在 Y 尺上投影点的读数即得 m 值（取绝对值）。

⑤ 在威布尔分布概率纸上分别找出拟合直线上溶出 50％及溶出 63.2％时两点在 t 尺上投影点的读数，即得 t_{50}、t_d（图 18-6）。

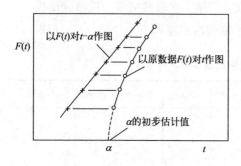

图 18-5　位置参数 α 的估计

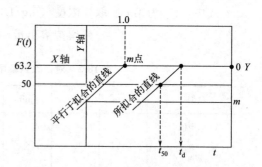

图 18-6　从威布尔分布概率纸拟合直线

求 t_{50}、t_d 及 m

⑥ 将按上述方法计算的结果记录于表 18-3。

表 18-3　对乙酰氨基酚片的溶出参数

溶出参数	1	2	3	4	5	6	平均 $x \pm$ SD
t_{50}/min							
t_d/min							
m							

【思考题】

① 《中国药典》（2020 年版）中有哪些品种要进行溶出度的测定？

② 溶出速度测定数据一般用什么方法进行处理？

【知识拓展】

二维码 18-1

（溶出度试验操作

技能考核点）

（张洁）

实验十九　血药浓度法测定口服给药的动力学参数与生物利用度

【实验目的】

① 掌握用血药浓度法测定药物制剂生物利用度的方法。

② 熟悉单室模型血管外给药动力学参数的求解，求出对乙酰氨基酚体内动力学参数及相对生物利用度。

【实验原理】

药动学是研究机体对药物的处置，即药物在体内的吸收（absorption）、分布（distribution）、代谢（metabolism）和排泄（excretion）过程的动态变化。上述诸过程也称为药物的体内过程，简称 ADME 过程。药物在体内的吸收、分布及排泄过程称为药物转运；代谢变化过程也称为生物转化。药物的代谢和排泄合称消除。这些动态变化如图 19-1 所示，其体内血药浓度随时间变化的规律，常用数学方程式或药动学参数来描述。

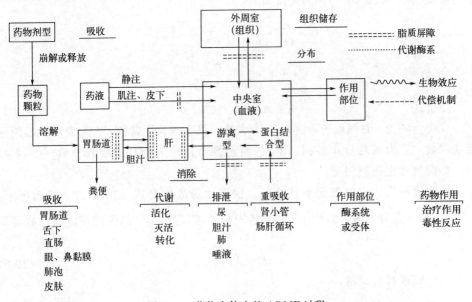

图 19-1　药物在体内的 ADME 过程

测定药物制剂的药动学参数和生物利用度多采用血药浓度法与尿药数据法。由于测定血药浓度可获得瞬时数据，故采用血药浓度法测定药动学参数和生物利用度较为理想。此外，大多数药物的血药浓度与其治疗作用有着密切的联系，通过血药浓度测定可求出有关动力学参数，为剂型设计、质量评定、合理用药提供依据。本实验以对乙酰氨基酚为模型药物，以家兔为实验对象，采用血药浓度法测定对乙酰氨基酚片剂在家兔体内的药物动力学参数与生物利用度。

某些药物进入体内以后，能够迅速向各个组织器官分布，以致药物能很快在血液与各组织脏器之间达到动态平衡，即动力学上的"均一状态"，此时，可将整个机体视为一个隔室，以此建立的药物动力学模型称为单室模型，这类药物为单室模型药物。

单室模型药物静脉注射，血药浓度（C）与时间（t）的关系为：

$$\lg C = -\frac{kt}{2.303} + \lg C_0$$

以 $\lg C$ 对 t 作图得一直线。可由该直线的斜率（$-\frac{k}{2.303}$）求出消除速度常数 k，将直线外推到零时的截距即为 $\lg C_0$（静注后最初的血药浓度），再以 $V = \frac{\text{静注剂量}}{C_0}$ 求出表观分布容积 V，按清除率 $Cl = kV$，求出 Cl，按 $t_{0.5} = 0.693/k$ 求出生物半衰期 $t_{0.5}$，同时求出药物浓度-时间曲线下面积（AUC）等。

药物以接近一级的吸收速度进入体内，并按一级速度消除。单室模型口服给药血药浓度（C）和时间（t）的关系如下：

$$C = \frac{k_a F X_0}{(k_a - k)V}(e^{-kt} - e^{-k_a t}) \tag{19-1}$$

令

$$A = \frac{k_a F X_0}{(k_a - k)V}$$

则上式

$$C = A(e^{-kt} - e^{-k_a t}) \tag{19-2}$$

式中，C 为 t 时间血药浓度；k_a 为表观一级吸收速度常数；k 为表观一级消除速度常数；V 为表观分布容积；X_0 为给药剂量；F 为药物的吸收分数（$0 \leqslant F \leqslant 1$），亦即绝对生物利用度。

口服给药后，定时测定血药浓度。根据血药浓度公式（19-1），一般情况下，$k_a > k$，当 t 充分大时，式中 $e^{-k_a t}$ 必然先趋于零，而 e^{-kt} 仍保持一定值，故可简化为：

$$C = A e^{-kt} \tag{19-3}$$

两边同取对数，得：

$$\lg C = -\frac{k}{2.303}t + \lg A \tag{19-4}$$

因此，将实测血药浓度数据，作 $\lg C$-t 图（图 19-2）。由图可见，曲线尾段（AB）呈直线，故将尾段的血药浓度数据按式（19-4）求回归直线（消除直线）方程，并由斜率可求出 k 值，由截距求 A，再用残数法求得另一条直线。

$$kg(Ae^{-kt}-C)=-\frac{k_a t}{2.303}+\lg A \tag{19-5}$$

式中，Ae^{-kt} 为外推浓度，可用图解法从起始各时间的外推线上求出。

残数浓度的求取可由消除直线回归方程计算出吸收相内各取样时间的外推线浓度，减去相应时间的实测浓度值而得出。然后以 $\lg C_r$ 对 t 作图（见图 19-2 中 DE 线），或求出回归直线（残数直线）方程，由斜率可求出 k_a 值，在 X_0 及 F 已知的条件下，可由截距求得 V 值。

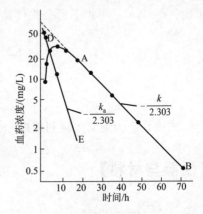

图 19-2　某单室模型药物口服后血药
浓度-时间半对数图

生物利用度是指药物或制剂服用后，主药到达大循环的相对数量和速度。它是评价药物制剂质量的重要指标。在制剂的研制以及临床用药时经常测定制剂的绝对或相对生物利用度。绝对生物利用度的测定是以静脉注射剂作为标准参比制剂；而相对生物利用度常采用口服溶液剂，或市场认可、吸收较好且临床有效的制剂作为标准参比制剂。在评价生物利用度的参数中，常用血药浓度曲线下面积（AUC）或尿药排泄总量 X^{∞} 的相对比值（F）来反映吸收程度；用血药浓度达峰时间 t_m 或 k_a 值来反映吸收的相对速度。

应用血药浓度法测定制剂的相对生物利用度时，吸收程度（F_r）可由下式求得：

$$F_r=\frac{(AUC_{0\to\infty})_{试}\cdot(X_0)_{标}}{(AUC_{0\to\infty})_{标}\cdot(X_0)_{试}}\times100 \tag{19-6}$$

式中，$(AUC_{0\to\infty})_{试}$ 与 $(AUC_{0\to\infty})_{标}$ 分别为试验制剂与标准参比制剂的血药浓度曲线下面积；$(X_0)_{试}$ 与 $(X_0)_{标}$ 则分别为试验制剂与标准参比制剂的给药剂量。

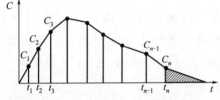

图 19-3　按梯形法则近似计算
AUC 示意图

血药浓度-时间曲线下总面积 $AUC_{0\to\infty}$ 的计算方法有积分法（公式法）、梯形法和物理学方法（称重法）等。但常用梯形面积法，如图 19-3 所示，计算 $AUC_{0\to\infty}$ 的梯形法公式如下：

$$AUC_{0 \to \infty} = \sum_{i=0}^{n-1} \frac{C_{i+1} + C_i}{2}(t_{i+1} - t_i) + \frac{C_n}{k} \tag{19-7}$$

式中及图中，C_1、C_2、$\cdots$、C_i、C_n 为取样时间 t_1、t_2、$\cdots$、t_i、t_n 时所测得的血药浓度；k 为消除速度常数。AUC 的单位一般以（mg·h）/L 表示。

测定血管外给药制剂的吸收速度时，其参数 k_a 可由血药浓度数据按"残数法"求出，t_m 与 C_m 可由下列公式计算出。

$$t_m = \frac{2.303 \lg(k_a/k)}{k_a - k} \tag{19-8}$$

$$C_m = \frac{FX_0}{V} e^{-k t_m} \tag{19-9}$$

式中，F 为绝对生物利用度。

【仪器与材料】

1. 仪器

紫外分光光度计、离心机、具塞刻度试管、试管、吸量管、开口器等。

2. 材料

对乙酰氨基酚片剂（0.5g）、对乙酰氨基酚注射液（1mL：0.075g 或 2mL：0.5g）、1.9％氢氧化钡溶液、2％硫酸锌溶液。

【实验内容】

一、血药标准曲线的制备

精密称取对乙酰氨基酚 10mg，置 100mL 量瓶中，以纯化水溶解添加到刻度，使成 100μg/mL 的标准溶液，分别吸取 0mL、0.2mL、0.4mL、0.6mL、1.0mL、2.0mL、3.0mL 加水到 5mL，然后各加家兔血清 0.5mL，混匀。各加 1.9％氢氧化钡溶液 3mL，摇匀，放置 2min，再各加 2％硫酸锌溶液 3mL，水浴加热（100℃）5min，双层滤纸过滤，取续滤液，以纯化水 5mL 加 0.5mL 空白兔血清按同法操作所得样品为参比，于波长 245 nm 处测定吸光度（A）。以 A 为纵坐标，C 为横坐标，绘制标准曲线并求出标准曲线回归方程。

二、给药与取样

选取体重 3.0kg 左右的健康家兔，实验前一日禁食，实验前先称重，再由兔耳静脉取空白血约 2mL，置试管中，然后分别给家兔口服对乙酰氨基酚（0.5g）1 片/只或静脉注射 0.2g/只，给药后按规定时间定时取兔耳静脉血约 2mL，置含肝素离心管中。

三、血浆中对乙酰氨基酸的测定

将所取血样以 3000r/min 离心 10min，取血清 0.5mL，置 50mL 锥形瓶中，加纯化水 5mL，混匀，以下操作同"血药标准曲线的制备"项下的方法，自"加入 1.9％氢氧化钡溶液 3mL"起操作，并以空白血清按同样操作所得样品为参比，在波长 245nm 处测定吸光度（A），代入标准曲线回归方程，计算出血浆中对乙酰氨基酚浓度。

四、注释

1. 家兔口服给药方法

（1）口服 可由二人协作完成。一人坐好，将兔躯干夹于两腿之间，左手握住双耳，固定头部，右手抓住前肢。另一人将开口器横放于兔口中，将舌头压在开口器下面，固定开口器。用镊子夹住药片，从开口器洞孔送入咽部，用 20mL 水冲服下。

（2）口服溶液 可采用灌胃法。一人坐好，将兔躯干夹于两腿之间，左手握住双耳，固定头部，右手抓住前肢；另一人将开口器横放于兔口中，将舌头压在开口器下面，固定开口器，将导尿管从开口器孔插入口内，再慢慢插入食道和胃。为慎重起见，可将导尿管外端放入水中，如无气泡，则可证实导尿管在胃内。然后用注射器将已准备好的药液通过导尿管灌入胃内，待药液全部注入后再灌入 3mL 左右纯化水，使管内残留药物全部进入体内。

药物溶液的配制：将药片研碎成粉末，加 5mL 纯化水，得混悬液。

（3）静注给药 采用耳静脉注射给药。

2. 对乙酰氨基酚注射液的配制

R 对乙酰氨基酚 10g

    40％PEG-400 加至 100mL

3. 1.9％氢氧化钡溶液的配制

取分析纯或化学纯氢氧化钡 19g，加新鲜煮沸放冷的蒸馏水溶解成 1000mL，静置过夜，过滤即得。

【实验结果与讨论】

一、原始记录与数据处理

将在 245nm 处测定的吸光度（A）填入表 19-1。

表 19-1　标准曲线数据表

对乙酰氨基酚血药浓度 /(μg/mL)	40	80	120	200	400	600
A						

1. 标准曲线的制备

（1）绘制标准曲线。

（2）计算标准曲线回归方程。

2. 计算

将对乙酰氨基酚静脉注射及口服给药后血药浓度数据填入表 19-2、表 19-3，并进行计算。

表 19-2　对乙酰氨基酚静脉注射给药后不同取样时间血药浓度数据

数据	0.166h	0.33h	0.5h	1.0h	1.5h	2.0h	2.5h	3.0h	3.5h
样品吸光度 A									
浓度/(μg/mL)									
$\lg C$									

表 19-3　对乙酰氨基酚口服给药后血药浓度数据

数据	0.33h	0.67h	1.0h	1.5h	2.0h	2.5h	3.0h	3.5h	4.5h	5.5h
样品吸光度 A										
浓度/(μg/mL)										
$\lg C$										

二、动力学参数与绝对生物利用度的计算

本实验以对乙酰氨基酚静脉给药作为标准参比制剂，测定其片剂（试验制剂）的绝对生物利用度。将片剂口服和静脉注射给药后测得的血药浓度数据分别按下列

过程计算动力学参数，并求出绝对生物利用度。

① 将测得的血药浓度数据，作 $\lg C$-t 图与 C-t 图。

② 计算 k 与 k_a 值。由 $\lg C$-t 曲线尾段呈直线分布的血药浓度数据，按式（19-4）求回归方程，并由斜率求出 k 值，再求出生物半衰期 $t_{0.5}$。

由上述回归方程计算出吸收相内各取样时间的外推线浓度，并将此浓度减去相应时间的实测浓度值，得到残数浓度（C_r）值，填入表 19-4 中。

表 19-4　对乙酰氨基酚口服制剂血药浓度与残数浓度数据表

t/h	C/(μg/mL)	外推线浓度/(μg/mL)	C_r/(μg/mL)
0.33			
0.67			
1.0			
1.5			
2.0			
2.5			
3.0			
3.5			
4.5			
5.5			

由吸收相的残数浓度数据，按式（19-5）求回归直线方程，并由斜率求 k_a 值。

③ 计算绝对生物利用度。根据梯形法公式（19-7），计算口服制剂的 $\mathrm{AUC}_{0 \to \infty}$ 的值。

绝对生物利用度计算公式：

$$F = \frac{\mathrm{AUC}_0^\infty(\mathrm{po}) \cdot X_0(\mathrm{iv})}{\mathrm{AUC}_0^\infty(\mathrm{iv}) \cdot X_0(\mathrm{po})} \times \frac{W_{\mathrm{po}}}{W_{\mathrm{iv}}}$$

式中，W_{po} 为口服给药家兔体重；W_{iv} 为静脉给药家兔体重，均以 kg 计。

④ 计算吸收速度。按式（19-8）与式（19-9）分别计算口服片剂与溶液的 t_m 与 C_m 值。计算 C_m 时 F 值用计算所得值。

⑤ 计算表观分布容积（V）。可由上述计算过程中"消除直线"或"残数直线"回归方程中的截距 $\lg [k_a F X_0 / V(k_a - k)]$ 计算出 V 值。

⑥ 将动力学参数及生物利用度数据填入表 19-5，并分析与评价对乙酰氨基酚片剂的绝对生物利用度（程度与速度）的测定结果。

表 19-5　对乙酰氨基酚口服和静注给药的动力学参数与生物利用度

参数	k /h^{-1}	$t_{0.5}$ /h	k_a /h^{-1}	$t_{0.5(a)}$ /h	V /mL	t_m /h	C_m /(μg/mL)	Cl /(mL/h)	AUC /[(μg·h)/mL]
静注									
口服									
F 值									

【思考题】

① 用血药浓度法测定生物利用度，实际应用中有何优缺点？

② 本实验误差来源有哪些方面？

【知识拓展】

二维码 19-1

（动画视频　口服药物
体内动力学过程）

（张洁）

附　录

附录一　药品生产动画视频

1. 制药工业企业三废处理动画视频

二维码 20-1

（动画视频　"三废"处理）

2. 固体制剂药品生产动画视频

二维码 20-2

（动画视频　粉碎）

二维码 20-3

（动画视频　过筛）

二维码 20-4

（动画视频　混匀）

二维码 20-5

（动画视频　摇摆式制粒）

二维码 20-6

（动画视频　湿法制粒）

二维码 20-7

（动画视频　沸腾干燥）

二维码 20-8

（动画视频　压片）

二维码 20-9

（动画视频　包衣）

二维码 20-10

（动画视频　铝塑包装）

3. 灭菌制剂药品生产动画视频

二维码 20-11

（动画视频　冷冻干燥工艺）

（上海宇馨信息科技有限公司）

附录二　某缓释片剂生产车间布局图

一、平面布置图一楼

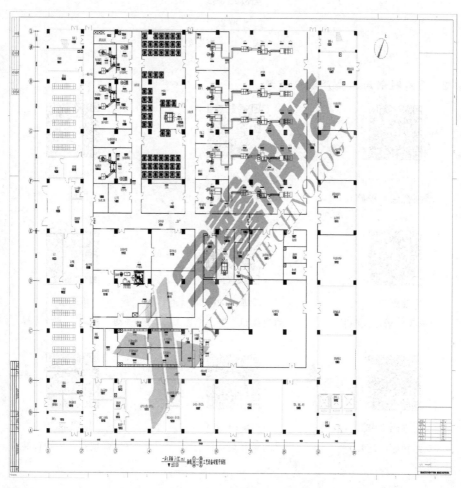

二、平面布置图二楼

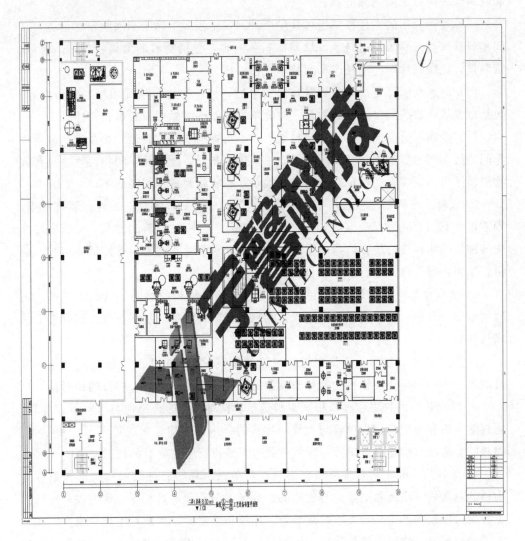

（上海宇馨信息科技有限公司）

附录三　某缓释片剂生产车间 SOP 汇总

一、领料工序

生产领料操作是指车间需料岗位或车间物料保管岗位根据生产计划或生产指令

进行物料（原料、辅料及包装材料）及中间产品的领取和退回的操作。生产领料操作包括车间与仓储部之间的领退料、车间与车间之间的领退料、车间内部需料岗位和物料保管岗位之间的领退料。

（1）缓释片车间主任根据缓释片生产计划安排领料工作给车间物料管理员，车间物料管理员开具需料送料单，填写需料单内容，包括物料的编码、名称、规格、需领量，经缓释片车间主任或车间技术主任审核。

（2）厂区仓库保管员接收到需料送料单后，按库存物料情况填写发料单内容，包括欲发放物料的批号、发放数量、检验单号等，同时做好发料准备工作。

（3）仓库保管员或发料员凭需料送料单，将物料通过物料运输小车送至缓释片车间一层东侧的货物周转区房间通过卷帘门进入车间，缓释片车间物料管理员在货物周转区房间凭需料送料单对物料进行验收，验收物料操作程序如下。

① 缓释片车间物料管理员首先检查外包装是否完好，如物料的外包装有破损，则需请示车间及质量保证（QA）员检查，确定是否影响物料的质量，QA 员对外包装破损的物料进行检查，得出结论：不合格，缓释片车间物料管理员应拒收，合格，车间物料管理员进行下一项目核对；

② 缓释片车间物料管理员根据需料送料单核对物料的编码、名称、规格，物料的编码、名称、规格错误直接拒收；物料的编码、名称、规格核对无误继续下一项目核对；

③ 缓释片车间物料管理员根据需料送料单核对物料的批号，物料的批号与发放的批号不一致拒收；物料的批号与发放的批号一致的进行下一项目的核对；

④ 缓释片车间物料管理员根据需料送料单核对物料的合格证与检验报告单等，物料的合格证与检验报告单等与发放的物料的合格证与检验报告单等不一致拒收，物料的合格证与检验报告单等与发放的批号一致进行下一项目的核对；

⑤ 缓释片车间物料管理员根据需料送料单核对物料的总数量（净重和毛重），物料的总数量（净重和毛重）与发放的总数量（净重和毛重）不一致拒收；物料的总数量（净重和毛重）与发放的总数量（净重和毛重）一致核对工作完成。

（4）缓释片物料管理员将接收的物料领回至车间相应的物料暂存室或车间中转站，按照物料贮藏的要求和库房或中转站管理要求建账、立卡暂存。相应去至二楼的原辅料通过货梯 2 上至车间二层的物料周转区。

（5）原辅料上至二层货物周转区后去至领料间，在领料间由车间物料管理员专人计量领料的物料名称、领料量、批号等领料数据，填写好领料单。

（6）物料在拆外包装室进行外包装的拆除工作，拆外包装室设置相应的风淋装置或紫外消毒装置，对进入车间的所有物料进行外表面的消毒工作，外表面消毒后的物料通过气锁转入生产区，物料在气锁间进行交接，缓释片车间的称量工序专人接收物料，缓释片物料管理员退出气锁，完成物料交接工作。

二、粉筛工序

（1）所有在二楼使用的原辅料均储存在二层的称量前物料暂存间，粉筛岗位的操作人员在物料暂存间领料，进入粉筛前进行称量操作。

（2）在称量之前重新再一次校验称量器具，校验合格后方可投入使用。一般来说，固体制剂的称量在负压称量柜内进行。

（3）按处方逐一复核领进原辅料的品名、规格、批号、数量及检验合格报告单等，复核无误后允许投入称量操作。

（4）在201房间的负压称量室内进行原辅料的称量操作，称量完成后要在原辅料的包装上悬挂状态标志，写明品名、规格、批号、日期、工序和操作者及复核者，及时转入下一道粉筛工序；同时称量过程中的计量、称量均应双人监督、复核，操作者和复核者均应签名。

（5）来自粉筛前称量的物料通过粉筛前室进入粉筛间进行粉筛，粉筛工段包括粉碎和筛分两个工序。

粉筛工段的粉碎和筛分均在称量罩中进行，可以最大程度地防止粉尘扩散。在中转料斗中的物料通过人工上料至40B万能粉碎机粉碎，粉碎的物料通过料斗接料后，粉碎机退出称量罩，将振动筛推进入称量罩内，同样通过人工上料的方式上料至振动筛粉筛，粉筛操作采用S-800振动筛进行粉筛操作，粉筛后的物料依次退出粉筛间、粉筛前室，进入粉筛后称量间再次进行称量操作。

（6）在粉筛后称量间称量后的物料包装上标志写明品名、规格、批号、日期、工序和操作者及复核者，同时对比在粉筛前称量201房间的称量数据，计算此批次原辅料的过筛平衡率。

过筛平衡率 ＝（过筛后收料量＋过筛废料量）÷ 过筛前净重 × 100%

（7）完成二次称量后的物料转入称量后物料暂存间待用。

（8）相应的需要称量的处方物料（乳糖、预胶化淀粉等）通过处方称量室的负压称量柜称量后，同样转入称量后物料暂存间待用。

三、混匀工序

（1）经过粉筛、称量后称量的原辅料和经过处方称量室称量的处方物料均通过周转料斗周转，在称量后物料暂存间暂存。

（2）周转料斗通过混匀前室进入混匀间，周转料斗移动至料斗混合机205附近，料斗混合机运转对夹与周转料斗对接，翻转，将原辅料投料混合机内，通过多批次的周转料斗上料将不同料斗内的原辅料投料至混合机内，开启料斗混合机混合程序进行混匀工序操作。

（3）在固定的时间内料斗混合机将物料混合后，关闭混合机混合程序，将物料出料至周转料斗内，混合后的物料料斗可以去 206 房间暂存或者直接去湿法制粒间进行下一步湿法制粒的工序操作。

（4）当进行不同产品更换时，混匀间需要进行清场操作，混合机需要进行清洗操作：

① 打扫混匀间室内地面，同时用消毒液擦拭墙面；

② 向混合机内通入纯化水到一定量后关闭进水阀门，开启混合机，通过混合机的运转不断利用腔室的纯化水对腔室内的固体残留粉末进行溶解，清洗一段时间后停止混合操作，将混合机内的纯化水排放至房间内地漏，再通入一次纯化水进行再次清洗后排放，清洗完毕后将混合机进行自然风干；

③ 用清洁布浸渍 75％纯化水擦洗机身外部，再用清洁布浸渍 75％乙醇溶液擦拭一遍，自然风干；

④ 填写"清洁消毒记录"，完成清洁操作。

四、制粒工序

（1）来自混匀间的已混匀的物料通过周转料斗运输至湿法制粒间。

（2）本工艺的湿法制粒需要使用润湿剂乙醇。95％的乙醇来自车间一层的酒精存放间，通过密闭料桶转移至湿法制粒间，预胶化淀粉来自二层的称量后物料暂存间。通过管道向移动配浆罐内加入一定的自来水，加料完毕后 95％乙醇通过密闭料桶自带的桶泵打料至移动配浆罐内，将上述 95％的乙醇配料至约 75％的乙醇，乙醇配料完毕后，将预胶化淀粉人工加料至移动配浆罐内，开启电加热或蒸汽加热和搅拌，将罐内配成一定浓度的配浆液，尾气通过排空管道排至室外。

（3）接通湿法制粒机气源、水源、电源；把气、水转换阀旋转到通气的位置，检查气的压力是否满足要求，一般气源压力要求大于 0.5 MPa。

（4）观察信号灯亮，打开物料进口，按产品工艺规程、配料比例和加料次序：

① 周转料斗的物料通过湿法制粒机自带的真空上料系统上料；

② 移动配浆罐推至湿法制粒机附近，通过真空抽料至湿法制粒机内。

（5）启动制粒操作程序，快速制粒一定时间后，关闭电机。

（6）将移动料斗放在湿法制粒机出料口，打开出料活塞，启动搅拌桨，把制粒颗粒分次排出。

（7）制粒结束后，如果需要更换产品，则需要按照清洗规程清洗设备。

五、沸腾干燥工序

1. 开机程序

打开控制柜电源 → 启动控制电源钥匙开关 → 程序启动 → 安装滤袋 → 滤袋锁紧 → 旋进喷雾室 → 推入原料容器 → 容器升 → 气囊充气 → 风机启 → 滤袋清粉Ⅰ 或滤袋清粉Ⅱ → 调整进风温度控制仪表的参数 → 加热

注：启动加热后，快速开关疏水阀旁边的旁通阀门，打开时间约 3s，重复两到三次。

2. 开机试车

(1) 检查引风机旋向：启动 1~2s 后停止，观察风机旋向是否与蜗壳上的标记一致，如果旋向相反，应报修调整旋向，使风机叶轮旋向与蜗壳上的标记一致。

(2) 各处密封应严密无泄漏。

(3) 检查各执行汽缸动作是否灵敏。再启动风机及加热，检查各测温点的温度传感器是否正常。

3. 物料的投放

来自湿法制粒间制备的颗粒通过周转料斗运输至沸腾干燥间，关闭进风调节阀至一挡，打开进料阀，利用胶管使物料在引风机的负压抽吸下进入容器。真空吸料结束后，关闭进料阀，适当将进风调节阀开大，使物料有良好的流化状态即可。

4. 运行管理

(1) 启动滤袋滑粉Ⅰ或滤袋滑粉Ⅱ，调节好进风量，保持合理的流化状态。

(2) 经常观察被干燥物料的流化状态，一般流化高度以不超过喷雾室的观察视镜的高度为宜。当流化态差时，可通过调节进风量来改善流化状态；若出现异常情况如沟流、结块、塌床时可启动鼓噪功能，待流化状态趋于正常后，停止鼓噪重新干燥作业；通过鼓噪还不能改善流化状态时应停机处理。

(3) 经常观察引风机出口有无跑料，若有说明布袋有短线（断纤）、穿孔、破裂等，应立即停机更换或缝补。

(4) 经常检查各密封是否良好，有无漏气。

5. 干燥完成后关机程序

干燥结束：

颗粒水分干燥达到工艺要求后 → 加热停止 → 物料降温至工艺要求后 → 风机停 → 人工清粉 → 气囊排气 → 容器降 → 取下物料温度传感器和接地线 → 拉出原料容器卸料 → 或旋出喷雾室 → 拆下滤袋 → 清理残留物料 → 打扫设备卫生，干燥后的物料收集在周转料斗内去下一步整粒工序。

在停止生产后，关闭蒸汽主进气阀、压缩空气主进气阀。

六、整粒工序

（1）根据工艺要求选用不同规格的筛网并检查筛网的完整性后安装。

（2）按照整粒机的标准操作规程进行操作，接通电源，将来自沸腾干燥间的干燥颗粒，通过移动料斗运输至提升转料机附近，开启转料提升机，将移动料斗中的干颗粒提升至提升整粒机进料口上方，开始进料。

（3）开启提升整粒机开始整粒，整粒出来的颗粒放于移动料斗内，去下一步总混工序。

七、总混工序

（1）来自整粒间的干颗粒通过料斗运输至总混间 1～3，总混间各设置 1 台 HYD4000-W 对夹式料斗混合机，料斗混合机自动与料斗对接后翻转至混合机上方进料，开启混合。

（2）设置标准混合程序，主要是混合时间、回转频率，混合到标准时关闭混合机，与料斗对接，开启出料，混合后的物料去下一步工序，即去至中间站或者直接去压片工序。

八、压片工序

（1）操作前的准备

① 认真查看设备日志是否有异常情况；

② 检查压片机零部件安装是否正确，机器上有无工具及其它物品，所有防护、保护装置是否安装好；

③ 用手动手轮将机器冲盘转运一圈，检查无故障，观察加料器是否与冲盘相磨，然后再进行试开车，装药片的桶和布袋要干净，清洁无异味，易吸湿的品种桶内要套好洁净塑料袋或采取必要的措施。

（2）接通主电源开关，打开安全锁，系统加电。PLC 控制器的显示器进入控制主页，根据工艺要求选择并调整好各分系统工作参数。

（3）开启移动式伸缩加料机，来料斗内经总混后的物料提升至压片机附近与压片机加料器对接，开启压片机加料键，要让药粉充满加料器。

（4）启动压片机主机，开启压片，压片后的成品自动旋转至下方的料斗内。

九、包衣工序

（1）来自压片间或者物料中转站的素片自中转料斗转移至包衣操作间 1～包衣操作间 3，素片暂存待用。

（2）配浆液所需要的物料自洁净区外经过拆外包装室经过气锁间传至洁净区，放置包衣物料暂存室暂存待用。

（3）物料自包衣物料暂存室去至包衣操作间 1～包衣操作间 3 加料至配浆罐进行配浆，本项目肠溶配浆只需要物料中加入纯化水配料即可，开启电加热，加热至标准操作规程（SOP）要求的温度，搅拌，保温待用。

（4）自压片间来的素片通过料斗提升机提升上料至高效包衣机内，通过配浆罐内的物料通过配浆罐自带的蠕动泵进料至高效包衣机内，开启包衣机操作程序，进行包衣操作。

（5）包衣后的包衣片自包衣机出料后去至周转料斗，经过周转料斗去至右侧缓释片剂的中转站中转，准备下一道工序。

十、内包工序

（1）来自中间站的半成品通过提升加料机提升至铝塑泡罩包装机的加料口，同时 PVC、铝箔至内包装材料室，内包材和半成品在铝塑泡罩包装机内进行内包，内包机为自动化操作，公用工程只需要供应仪表压缩空气即可。

（2）经过 PVC、铝箔包装后的半成品通过传送带传送至外包间的多功能装盒机进行装盒，装盒后继续通过自动传送带去至裹包机进行裹包包装，裹包后经过电子监管码扫描仪对外包装进行电子扫描，录入系统；扫码后去至装箱机进行装箱，装箱后进入打包工序进行打包，即为包装成品。

（3）包装后的成品进入成品暂存区进行暂存，通过货物周转区进入厂区仓库存放。

（4）外包所需的外包材、小盒打印、说明书折叠、标签暂存均来自相应的专门的外包材料的暂存。

（上海宇馨信息科技有限公司）

参考文献

［1］ 国家药典委员会．中华人民共和国药典（二部）（2020年版）．北京：中国医药科技出版社，2020.

［2］ 国家药典委员会．中华人民共和国药典（四部）（2020年版）．北京：中国医药科技出版社，2020.

［3］ 崔德福．药剂学实验指导．3版．北京：人民卫生出版社，2011.

［4］ 陈章宝．药剂学实验教程．北京：科学出版社，2015.

［5］ 周建平．药剂学实验与指导．北京：中国医药科技出版社，2011.

［6］ 孟胜男，胡容峰．药剂学实验指导．北京：中国医药科技出版社，2016.

［7］ 韩丽．药剂学实验．北京：中国医药科技出版社，2020.

［8］ 高峰，任福正．上海：华东理工大学出版社，2015.

［9］ 高建青．药剂学与工业药剂学实验指导．杭州：浙江大学出版社，2012.

［10］ 崔亚君，张彤．药学综合实验．北京：中国中医药出版社，2018.

［11］ 刘扬．药剂学实验与指导．苏州：苏州大学出版社，2011.

［12］ 方晓玲．药剂学实验指导．上海：复旦大学出版社，2012.

［13］ 金青．工业药剂学实验指导．北京：化学工业出版社，2020.

［14］ 范高福，刘修树．药物制剂实训教程．北京：化学工业出版社，2020.

［15］ 冯年平，吴子梅．中药药剂学实验．北京：科学出版社，2018.

［16］ 姚慧敏，杨守娟．药剂与中药药剂学．北京：北京科学技术出版社，2016.

［17］ 王沛．制药工艺学实验．北京：中国中医药出版社，2021.

［18］ 郑姗，夏忠锐，张志宇．药剂学项目化实训指导．北京：科学出版社，2020.